美国内科医师协会临床教学丛书
ACP Teaching Medicine Series

临床教学方法
Methods for Teaching Medicine

原　著　［美］Kelley M. Skeff
　　　　　　Georgette A. Stratos

主　译　曾学军　黄晓明

译　者（按姓氏笔画排列）：
　　　　黄程锦　沈　敏　黄晓明

U0219011

中国协和医科大学出版社

图书在版编目（CIP）数据

临床教学方法／（美）斯基福（Skeff, K. M.），（美）斯特拉托斯（Stratos, G. A.）主编；曾学军，黄晓明主译. —北京：中国协和医科大学出版社，2013.12

（美国内科医师协会临床教学丛书）

ISBN 978-7-81136-858-1

Ⅰ. ①临… Ⅱ. ①美… ②美… ③曾… ④黄… Ⅲ. ①临床医学-教学法 Ⅳ. ①R4

中国版本图书馆 CIP 数据核字（2013）第 111542 号

著作权合同登记号：01-2013-6708

美国内科医师协会临床教学丛书

临床教学方法

原　著：［美］Kelley M. Skeff　Georgette A. Stratos
主　译：曾学军　黄晓明
责任编辑：顾良军

出版发行　**中国协和医科大学出版社**
　　　　　（北京东单三条九号　邮编 100730　电话 65260431）
网　址：www.pumcp.com
经　销：新华书店总店北京发行所
印　刷：北京玺诚印务有限公司

开　本：700×1000　1/16
印　张：8.75
字　数：110 千字
版　次：2013 年 12 月第 1 版
印　次：2019 年 12 月第 3 次印刷
定　价：25.00 元

ISBN 978-7-81136-858-1

（凡购本书，如有缺页、倒页、脱页及其他质量问题，由本社发行部调换）

内 容 简 介

　　内科临床教师的教学内容涵盖了整个疾病谱以及不同患者的社会心理问题；教学对象跨越了从医学生到同行的不同层次学生；教学环境多种多样；从床旁到报告厅，从门诊到病房，从社区到大学。本书涵盖了一系列提高教学效果的实践工具，囊括了大量的教学方法，重点为针对或大或小的小组讨论的教学方法。本书可从两个层面提供教学帮助：理论性框架和具体"如何去做"的技巧。前者可强化读者对教学的认识，而后者可提供改变教学方法的具体建议。本书可帮助读者应用教育学理论来分析自己的教学，选择不同的教学方法以达到教学目标，确定并实施具体技巧以改进教学，从而最终提高教学效果。

撰 稿 人

David Davis, MD, CCFP, FCFP, RCPS(C)(Hon)
Adjunct Professor
Faculty of Medicine
University of Toronto
Toronto, Canada
Senior Director
Association of American Medical Colleges
Washington, DC

Jack Ende, MD, MACP
Professor of Medicine
University of Pennsylvania School of Medicine
Philadelphia, Pennsylvania
Chief, Department of Medicine
Penn Presbyterian Medical Center
Philadelphia, Pennsylvania

Robert D. Fox, EdD
Professor Emeritus of Educational Leadership and Policy Studies
University of Oklahoma
Norman, Oklahoma

David E. Kern, MD, MPH
Professor of Medicine
Johns Hopkins University School of Medicine
Director, Division of General Internal Medicine
Johns Hopkins Bayview Medical Center
Baltimore, Maryland

Scott C. Litin, MD, MACP
Professor of Medicine
Mayo Clinic College of Medicine
Rochester, Minnesota

Karen Mann, PhD
Professor, Division of Medical Education
Faculty of Medicine
Dalhousie University
Halifax, Nova Scotia, Canada

Paul O'Neill, MBChB, MD, FRCP (London)
Professor of Medical Education
Manchester Medical School
University of Manchester
Manchester, United Kingdom

Kelley M. Skeff, MD, PhD, MACP
Professor of Medicine
Department of Internal Medicine
Vice-Chair for Education
Department of Medicine
Stanford University School of Medicine
Palo Alto, California

Yvonne Steinert, PhD
Director, Centre for Medical Education
Associate Dean, Faculty Development
Faculty of Medicine
McGill University
Montreal, Quebec, Canada

Georgette A. Stratos, PhD
Senior Research Scholar
Stanford University School of Medicine
Stanford, California

Patricia A. Thomas, MD, FACP
Associate Professor of Medicine
Associate Dean for Curriculum
Johns Hopkins University School of Medicine
Baltimore, Maryland

谨以本书献给参与了斯坦福教师培训中心各类教职人员培训项目的 319 位医学教师。通过参与这些培训项目，教师们进一步提高了教学技能，并带动了其同事共同进步。这些教师来自全美约 65% 的医学院，此外还有部分教师来自 15 个国家。像所有医学教师一样，他们在自己的岗位上尽职尽责，以学员和患者的最大利益为自己的使命所在。

致　　谢

We have been fortunate to have known and been influenced by two major contributors to the field of education, Lee Shulman and the late Nathan Gage. They represent an entire group of investigators and thinkers who have advanced the field of education inside and outside of medicine. We gratefully acknowledge their important contributions to our work and, therefore, to this book.

如需进一步的信息，请访问：

www.acponline.org/acp_press/teaching

Preface for Chinese edition of Teaching Medicine Series

"Alone we can do so little; *together we can do so much"* [1]

———Helen Keller

Five years ago I was approached by some brave and imaginative leaders of the American College of Physicians with the idea of developing a book about medical teaching, one that would set down "for the record" the most important lessons that doctors might learn as they pursued careers that included training students, residents and fellows. An outline of important topics was assembled and the work began. Very quickly, however, one book became six as we decided to include the College's already successful book, "Teaching in Your Office" along with all the other subjects essential for physicians who want to teach medicine, or even become career educators. Thus, an actual book series was planned, a collection of books that would include one on the theory of education; another on methods for teaching; a third on teaching in the office; a fourth on teaching in the hospital; a fifth on mentoring; and, finally, a sixth on leadership careers in medical education. Obviously, the project had grown beyond the capacity of one editor, especially this one, so a team was assembled, with each book assigned to one or more editors-each an authority in his or her field-and authors were recruited. And so, *TEACHING MEDICINE* was created. That was in 2010. What has happened since then?

The academic medical community's reaction to *TEACHING MEDICINE* has been quite positive. The project's real success, of course, will be determined by something less easily measured, its impact upon its readers, more specifically, the extent to which the teaching they do in the lecture hall, the seminar room, in the hospital or in the office will be better received and more effective. Can teachers learn to teach better? One of my heroes, C. Roland Christensen once wrote, "The most fundamental observation I can make about [discussion] teaching is this: however mysterious or elusive the process may seem, it can be learned." [2] I agree, and I suspect the entire *TEACHING MEDICINE* team does as well.

But there is another message here, and that is from its very inception, *TEACHING MEDICINE* was the work of a team, including some of the most experienced, insightful and creative medical educators in the United States. And so it is with great pride and excitement that I am now able to report that the *TEACHING MEDICINE* team has expanded. We now have colleagues in Beijing. Committed medical educators in their own right, they have worked together to translate volumes of the book series while adapting it for use by clinical teachers in China. And more than just expanding the ranks of individuals who have worked on this series, the Chinese edition also represents a collaboration among two major organizations, the American College of Physicians and Peking Union Medical College. No other organization in the United States has meant more to internal medicine than the ACP, which was founded in 1915 and now represents 133,000 general internists and internal medicine subspecialists; many (or perhaps most) view teaching as among their most important activities. And no medical school in China is better suited to join forces with the ACP in the field of medical education than Peking Union Medical College. Founded in 1906, PUMC is considered among China's leading institutions for training physicians, including internists and other medical specialists. Having recently had the opportunity to visit PUMC and witness first hand the skill and passion with which the faculty there approach their responsibilities as teachers, and their desire to teach better, I cannot be more proud than to see PUMC faculty join the *TEACHING MEDICINE* team and make available these texts to colleagues in China.

On behalf of the ACP and my editors, and my friend and colleague in Beijing, Zeng Xuejun, MD, PhD, without whom none of this collaboration would have been possible, I encourage medical teachers in China to join with like-minded colleagues locally, but also now with colleagues from the U.S., and let us all reflect on how we teach. What else can we do to help our students and residents become better doctors? How as faculty can we work as a team and help each other in our careers as medical educators? Helen Keller was correct. We can do so much more together than we can alone. And when our team expands, just as our world grows small, to include both faculty in the U. S. and in China, then the possibilities become that much more exciting.

To our new readers in China, I hope you find these books interesting, practical and worthwhile. Welcome to the global team of medical teachers.

Jack Ende, MD, MACP

August, 2012

1. Helen Keller, circa 1903
2. Christensen CR, Garvin DA, Sweet A. Education for Judgment. Boston, MA: Harvard Business School Press, 1991, p. 15

序
——为"美国内科医师协会临床教学丛书"（中文版）而作

孤掌难鸣，众志成城

——海伦·凯勒

五年前，美国内科医师协会（American College of Physicians, ACP）几位雄心勃勃而又富有想象力的前辈向我提出了关于编写有关临床教学书籍的想法，目的是"记录下"临床教师在培训医学生、住院医师和专科医师等的职业生涯中必须掌握的教学内容与技巧。工作开始之初，先编写了一份重要写作大纲。稍后，我们决定将 ACP 已有的成熟教材（《门诊教学》）以及热衷临床教学、甚至希望成为职业教育者的临床医师所必须掌握的其他内容编入此书。于是，本书由一册变为六册，系列丛书的出版计划正式出台：第一册阐述教育理论；第二册列举教学手段；第三册讲授门诊教学；第四册讲授医院教学[①]；第五册介绍导师制；第六册探讨医学教育中的领导力。很显然，一名主编已无法担当如此重任。于是，我们分别为每册指定一名或数名该领域权威人士担任主编，组成了一支编委会，并招募作者进行撰写。这样，"临床教学丛书"诞生了，那一年是 2010 年。然而自那以后又发生了什么？

整个医学学术界对"临床教学丛书"的问世有相当好的反响。但这套丛书是否真正成功主要还取决于一个相对较难衡量的指标——它对于读者的影响；具体地说，作为读者的教师们在阅读本书后，是否能学会更好的教学方法，让他们在报告厅、讨论室、医院或门诊的教学活动更有效、更能被学生接受？我心目中的偶像之一，C·罗兰·克里斯滕森曾写到："我对于教学活动［讨论］最根本的认识是：无论教学过程显得多么神秘和难以捉摸，依然是可以学会的。"我很认同此点，并且我坚信整个"临床教学丛书"的团队亦然。

另外有一点值得关注的是："临床教学丛书"自编写之初就是一个团队的工作，那时是由来自美国的团队完成编写，他们之中包括了多位全美最有经验、最具洞察力和创造力的医学教育者。而现在，我

———————————

① 医院教学是指传统意义以病房为主的临床教学。

十分欣喜而自豪地向大家宣布，"临床教学丛书"的团队又将壮大：我们在北京拥有了新的伙伴，一群执著的医学教育者凭借自身努力，正在将这一系列丛书进行编译，使之符合中国国情，能够更好地应用于临床教学。此外，"临床教学丛书"的中文版也代表着 ACP 和北京协和医学院（PUMC）这两大机构之间的合作。ACP 是美国最具影响力的内科学术组织，它成立于 1915 年，目前拥有 133,000 名普通内科和内科专科医师，他们中的许多人（或许可以说是绝大多数）将教学作为其最重要的活动之一。在中国，也没有一家医学院能比北京协和医学院更适合在医学教育领域与 ACP 进行合作。PUMC 成立于 1906 年，是中国医师培训（包括内科医生和其他医学专科医生的培训）的先驱。我最近有幸造访 PUMC，并亲自见证了那里教师的能力、热情、责任感以及不断提升教学的渴望，因此，我无比骄傲地看待PUMC 的教师们加入"临床教学丛书"的团队，并将这些书籍提供给中国的其他同事。

请允许我代表 ACP 和我的编辑们，以及在北京的朋友和伙伴曾学军医师（MD，PhD）——本次合作的重要促成者，鼓励中国的临床教师加入到当地以及美国的志同道合的伙伴团队中，交流彼此教学的方式。如何帮助我们的医学生和住院医师成为更好的医生？如何让教师们在工作中团队合作，互相帮助，成为更好的医学教育者？海伦·凯勒说得对，"孤掌难鸣，众志成城"！如果我们的队伍在壮大，有如世界在变小。美国和中国的教师们共同参与，医学教育的成果将更加鼓舞人心。

中国的读者朋友，希望您能觉得此书有趣、实用，值得一读。欢迎加入全球临床教师团队。

Jack Ende，MD，MACP

2012 年 8 月

（张　昀　译　沈　悌　校）

1. Helen Keller，约 1903.
2. Christensen CR, Garvin DA, Sweet A. ducation for Judgment. Boston, MA：Harvard Business School Press, 1991, p. 15.

导言 提高教学能力的工具

内科临床教师的驱动力是教学的最终目标，也就是提高带教医学生和住院医生照护患者的能力。他们在工作中不断受到激励，知道自己的教学工作会对未来内科医师和患者产生极其深远的影响，也从中享受着内科教学的精彩纷呈和千变万化，享受着现代社会亟需的以患者为中心的医患关系。成为一名内科临床教师是一个令人欣慰的角色，而同时也相当具有挑战性。其复杂的教学内容涵盖了整个疾病谱以及不同患者的社会心理问题；教学对象跨越了从医学生到同行的不同层次学生；教学环境多种多样：从床旁到报告厅，从门诊到病房，从社区到大学。这本书将帮助教师应对来自如此重要专业角色的挑战。

我们为什么对本书投入了如此大的热情？近 30 年来，我们有幸能在我们的教师培训项目中与许多临床教师共事，这些临床教师主要来自内科。我们始终对这些教师的奉献精神印象深刻，他们践行着自己对学生和医学领域的未来的承诺。此外，我们看到这些教师从有效的教学方法中提了高了教学效果，我们也亲身经历教师通过掌握本书所介绍的教学方法而获益匪浅。教师的收获包括教学热情高涨、教学方法和知情决策能力的提高、能帮助学生达到他们的个人和职业目标。

我们相信本书会对您有所帮助。本书涵盖了一系列提高教学效果的实践工具，囊括了大量的教学方法，重点为针对或大或小的小组讨论的教学方法。本书可从两个层面提供教学帮助：理论性框架和具体"如何去做"的技巧。前者可强化读者对教学的认识，而后者可提供改变教学方法的具体建议。本书可帮助读者应用教育学理论来分析自己的教学，选择不同的教学方法以达到教学目标，确定并实施具体技巧以改进教学。这些最终都将有助于提高教学效率。

第一章"提高教学专业知识"，我们从教育学领域和个人经验中收集整理，介绍了一系列指导性观点，这些对于临床教师培训项目的设计和实施非常重要。我们还介绍了一个教学框架，教师可以此作为理论工具来分析针对不同内容、对象和背景的教学。第二章"从目标

临床教学方法

到实施：选择合适的教学方法"，帕特丽夏·托马斯（Patricia A. Thomas）和戴维·凯姆（David E.Kern）回顾了实现有效教学目标的原则，介绍了一系列经常应用在临床教学中的方法，并提出了基于个体教学目标而选择教学方法的有益建议。

　　第三至六章更深入地探讨了四种内科临床教学中的常用的教学技能，即：讲座、小组讨论、研讨会以及医学继续教育。第三章"演讲的技巧：让您的下一次讲课更精彩"，斯科特·莱丁（Scott C.Litin）和杰克·英德（Jack Ende）借助其丰富的经验，针对如何提高大课授课能力提出了一系列充满激情的建议。第四章的作者凯伦·曼（Karen mann）和保罗·奥尼尔（Paul O'Neil）以几个教学场景为例，指导教师"如何促进小组讨论"。他们鼓励读者应用重要的教学理论来分析这些场景，比如主动学习、协作学习、批判性反思和知识传递。伊冯·施泰纳（Yvonne Steinert）则在第五章"如何设计和举办成功的研讨会"中，提供了一系列切实可行实用性很高的指南。针对许多研讨班常用教学方法，她介绍了"如何去做"的技巧，例如小组漫谈（buzz groups）、病例讨论（case vignettes）、角色扮演（role plays）、标准化病人（standardized patients）和辩论（debates）。最后一章"帮助医生学习和改变行为：医学继续教育的原则"，大卫·戴维斯（David Davis）和罗伯特·福克斯（Robert D.Fox）为发展和传承成功的执业医师继续教育指出了创新性新方向。作者还关注并思考了从传统的医学继续教育（CME，continuing medical education）模式向新的持续性职业发展（CPD，continuing professional development）模式转换的意义和现状。

　　我们希望本书能促进读者对自己教学的分析和思考，为教学方法和行为的改变提供选择。针对不同水平的学生，教学方法的有效性也必然不尽相同，因此我们鼓励读者在教学时积极探索新的或不同的方法，并和教学参与者一起评估其有效性。作为内科临床教师，您的作用对于未来举足轻重。我们希望本书能提升读者作为内科教师的愉悦和自豪感。

凯利·史盖夫（Kelly M.Skeff），MD，PhD，MACP
乔其特·A.斯彻特斯（Georgette A.Stratos），PhD
斯坦福，加州，2010 年
（沈　敏译　黄晓明校）

目 录

第 1 章

提高教学专业知识

Kelley M.Skeff, MD, PhD, MACP

Georgétte A.Stratos, PhD

要点：

- 思考教学重要的指导性原则能促进教学专业能力的发展。

- 专业知识来自于经验积累。随着对某个特定教学环境或内容的专业知识的不断提高，教师可以实施那些他们认为有效的教学技巧。如果学生不能成功掌握教学内容，教师则应回头重新审视自己的教学方法。在此过程中，他们从教学新手成长为教学专家。

- 教学原理需与教学内容相结合［称为学科教学知识（pedagogical content knowledge，PCK）］。最优秀的教师不仅拥有专业的概念构成知识，而且能将相关教学内容进行类比，使不同层次的学生掌握教学内容。

- 反思自己的教学方法能促进不断进步。当再次遇到类似情况时，专业教师能够应用基础知识和经验来提高教学效果。

- 教学的科学性和艺术性为教师提供了宝贵的指导意见。虽然教师离不开科学性的指导，但他们更依赖于那些隐含在规律、公式和算法背后属于个性的东西，这才是个人教学艺术性的体现。

- 教学方法的多样性可以提高教学的有效性。因此，临床教师应当不断拓展属于自身的教学行为和方法的保留节目。

- 全面完整的教学框架可以作为一种概念性工具，用来分析和改进教学。

当教师在准备教学时，或者现场决定教学方法和行为时，可能会受到许多因素的影响，如信仰、嗜好、经验、直觉以及期望学生达到的目标等。本章首先阐述了让我们对专业教学有更高认识的指导性观点，然后介绍了一种分析教学的组织框架。近30年来，这种用来分析教学的系统性框架已经在作者所在的斯坦福大学临床教师培训中心广泛应用。这个涵盖范围广泛的框架适用于各种教学方法。因此，希望这些指导性观点和框架能使您更好地理解、选择和实施在后续章节中所推荐的教学方法。

❖ 专业教师成长的指导性观点

教学研究指导了教学改进方案及教师培训项目的设计和实施。从研究中归纳出的5大观点对于阐释清楚教师专业发展中所涉及的问题很有帮助（框图1-1）。随着对这些观点越来越熟悉，您能更好地理解自己教学的各个方面，并且不断向卓越教学的目标前进。

框图 1-1　专业教师成长的五个指导性观点

1. 教师既要有教学经验，也要从经验中获取知识，这样才能更好地掌握教学技巧。
2. 专业教学需要将教学原理和教学内容相结合（学科教学知识）。
3. 教学大师通过反思使自己不断进步。
4. 教学既是一门科学也是一门艺术。
5. 教学的多样性常能提高教学效果。

指导性观点 1：教师既要有教学经验，也要从经验中获取知识，这样才能更好地掌握教学技巧。

戴维·贝林纳（David Beiliner）关于专业教学发展的研究阐明了经验以及从经验中获取知识和原则的重要性（1）。在德雷福斯（Dreyfus）等的研究基础上，贝林纳描述了教师从新手到专家的过程特点，期间经历了高级新手、称职的教师、精通的教师和最终成为专家级教师的不同阶段（2）。框图1-2总结了每一个阶段的特点。

框图 1-2 从新手到专家

新手：不考虑背景，机械地运用规则指导行为。

高级新手：积攒了部分经验；认识到不同教学背景的相似性；建立起情节知识。

称职：能对优先权和计划做出明智选择；当应用技巧时，能通过经验中所学知识来判断孰重孰轻。

精通：能应用更高层次的经验分类来做出决定；能将直觉和"知其所以然"相结合；通过经验发展直觉，但在做决定时仍然是分析式或协商式。

专家：基于直觉的工作；当事情进展不顺利时及时分析原因。

由于教师需要经验和能力，因此受到许多变量影响的教学过程也在发生变化，从简单化、遵循原则的方式到专家的直觉行为。贝林纳的研究显示，新手非常努力地想搞清复杂的教学情况，而专家则能轻松处理学生的详细信息、教学内容和环境，并从中分析教学情况。研究还发现，专业级别与具体的教学场景有关，同一个教师在不同的教学情况下可能处于不同级别。因此，临床教师在某个特定环境或教学内容范围中，根据其教学知识或经验的不同而可能处于任何不同级别。例如，临床教师面对一项新的教学内容或一组新学生时，教学的成败主要取决于他/她对于教学"原则"知识的掌握程度。随着在某个特定教学环境或内容方面的专业性不断提高，教师就能开始实施他/她认为有效的教学技巧；而当学生不能有效掌握教学内容时，教师则会回过头去重新审视他/她的教学方法。通过这个过程，教师在从新手到专家之路上不断成长。

贝林纳还指出有这样一组教师，他们好比工程师和科学家，专业技术娴熟，但是他们并没有兴趣完成常规的师资培训课程，他将这组教师称为"见习牧师（postulants）"。有研究指出这类教师甚至不了解教室的复杂情况。许多临床教师都属于"见习牧师"式的教师，因为他们被分配或者选择教学任务主要是由于他们在内容方面的专业性，而并非由于在教学方面的专业性。因此，对于许多这一类型的临床教师而言，正规分析他们的教学有助于更好地理解哪些因素影响了他们的教学。

作为教师，我们如何才能更快地获得专业教学技能和知识，而不仅仅依赖于经验呢？贝林纳的研究提示，学会如何识别"概念实例（instances of concepts）"，教师才能在通往专家之路上取得更大进步。也即是说，当新手学会区分从教学中获得的重要经验时，他们才能更有效地解读新的教学情节和事件。例如面对学生尖锐的提问，新手教师可能会将其认定为捣乱，甚至有可能认为其故意干扰教学进程。然而，通过接触很多学生而收获丰富经验之后，更专业的教师会从中积累大量关于学生行为的知识。以这些知识作为基础，对学生的行为做出不同的判断。有经验的教师遇到相同行为如提问的学生时，会意识到他们的初衷并不是捣乱，而是满足对某个话题求知欲的行为。

因此，对于学生的这种情况，专家级教师会将其诠释为代表了学生的个人教学目的和目标，给教师提供了一个机会，可以与学生分享决定教学目标的过程，接纳学生的这种情况，把它当作未来教学的一个机会，而不是一种捣乱。从这个角度来说，教师可以把自己在教学中所遇到的案例，与指导他们作出教学决定的原理和概念结合起来。本章提出了解读教学事件的概念性框架，以使读者更有效地获得专业教学知识，更好地选择有效的教学方法。

指导性观点 2：专业教学需要将教育学原理和教学内容知识相结合（学科教学知识，PCK）。

李·舒尔曼（Lee Shulman）① 在教育领域的诸多贡献之一是他提出的关于学科教学知识（pedagogical content knowledge，PCK）的概念（3）。舒尔曼提出真正的专业教学需要将教学原理知识和教学内容知识相结合（即如何根据教与学的目标转换教学内容）。舒尔曼认为这种学科教学知识不同于某个教学内容领域专家所拥有的知识，也有别于不同专业教师都共同拥有的普通教学理论知识。PCK

---

① 舒尔曼（Lee Shulman）是美国斯坦福大学教育学院教授，著名的教育心理学家，他最先提出学科教学知识（pedagogical content knowledge，PCK）的概念，并将 PCK 定义为"教师个人独一无二的教学经验，教师独特学科内容领域和教育学的特殊整合，是教师对自己专业理解的特定形式。"PCK 也是区分学科教师与学者的一种知识体系，学者去创造某一学科领域的新知识，教师则是帮助学生去理解这种新知识。

关注的是与教学内容相关概念的表现形式和方案，譬如使概念学习变得或难或易的知识，或者与教学内容有关的学生的现有知识（例如：学生的前期知识、难点、对某个概念的误区以及潜在的对前期知识的误用等）。PCK包括"在某人的学科领域最常教授的题目，这些话题最有效的表现形式，最有力的类比、图示、举例、解释和演示等等——总之，所有能使学科内容更容易被他人理解的表现形式"（4）。

在内科学教学中，PCK的概念意味着那些优秀的教师所拥有与教学内容相关的概念框架和能使不同层次的学生掌握教学内容的类比方法——也就是说，能用最有效的方式为学生组织和传授教学内容。每个领域的教学大师都发展了传授各自教学内容的特殊方式，让教学内容更易理解。舒尔曼的研究成果尤其适用于内科学领域，因为其教学内容丰富而具有挑战性，范围从基础学科到卫生保健服务，从科学理论到医学实践。内科专家级教师能开发出各种不同的教学方法，帮助学生更好地掌握复杂内容。

在讲解酸碱平衡、肾小管酸中毒或高脂血症时，优秀的内科临床教师能制订一整套解释、原理、比喻、示意图和类比方法，使学生在现有知识基础上更深入地理解其中的概念。例如，应用原发和继发的概念可以让酸碱平衡更容易理解，从肾小管缺陷的解剖学部位入手可以使学生更全面地理解肾小管酸中毒，而用图示展示胆固醇代谢过程则能使高脂血症的讲解变得更加容易。

综上所述，将PCK的概念应用于临床教学，不仅仅依赖于学科知识，还有赖于更深入了解学生在掌握学科知识中会遇到的挑战。因此，既有临床知识又掌握了PCK的教师能观察到众多学生为教学内容所困扰，从而促使他们发展大量教学方法以使大多数学生能掌握学习内容。在临床教学丛书之《医院教学》（5）中，第Ⅱ部分的教学脚本详细阐述了如何在病房中实施这种PCK，其实这个概念同样适用于门诊教学。

指导性观点3：教学大师通过反思使自己不断进步

约翰·杜威（John Dewey）① 和唐纳德·绍恩（Donald Schön）在思维认知领域做出了突出贡献，提高了大家对全面分析专业行为的重要性的认识。当人们试图理解一件包含不确定因素的事件或问题时，需要经历不同阶段，杜威关于"反思性思维（reflective thought）"的概念凸现了这些不同阶段（6）。例如，面对复杂教学情况时，比如遇到某位比较难教的问题学生，往往不容易找到有效的教学方法，这时就需要进行专业反思来考虑和决定教学方式。杜威认为反思能明确难题、归纳原因以确定可能的解决方案、精心构思并通过公开而具有想象力的行动来检验假设。

半个世纪后，绍恩（7）阐述了一个类似的经过，当人们在专业角色中应用新方法时，会经历从具体经验到批判性反思的过程以确定新观点。绍恩指出反思过程对于所有专业人员的重要性，并提出"行动后的反思（reflection-on-action）"和"行动中的反思（reflection-in-action）"的概念。

行动后的反思指的是所有专业人员思考过去，反思他们已呈现的专业行为。通过这种反思，专业人员能应用他们的基础知识和经验来改进他们在今后的表现。这种正式而深思熟虑的反思行为非常重要，是所有专业人员生命中的一部分。但其实专家级的人员在日常工作中却甚少应用。因为这些专家已转向一种更重要的自发性行为，将他们认为的重要的知识结合并应用，而较少关注那些与他们所学知识无关的东西，这一过程称为行动中的反思。这样，他们在成为专家的过程中，已经学会了选择性忽略那些分散注意力的事物，通过他们的经验判断哪些事物并不重要。临床教师可以根据自身经验和专业水平同时应用行动后的反思和行动中的反思。

某些行为能提高自我反思的效率，带来新的想法或理解，例如听

---

① 杜威（John Dewey）是美国著名的哲学家、教育学家和社会学家，是实用主义教学理论的主要代表人物，提出"教育即经验的连续改造""教育是一种社会的过程""教育即生活""教育即生长"四大教育哲学命题。反思性思维理论也是杜威教育思想体系的一个重要的组成部分。

取他人观点（尤其是那些持有不同背景和观点的人）、应用事先建立的标准或框架（见表1-1）来加深对事物的理解。我们的教师培训项目强调这种标准或框架。这种应用框架的方法可称为"关于行动的反思（reflection-about-action）"。应用框架进行系统性回顾，教师能够周期性、持续性反思整个教学过程。应用"关于行动的反思"框架，意味着新手可以和专家一样发现可持续专业发展和提高认识的关键点。

指导性观点4：教学既是一门科学也是一门艺术

教学研究的先驱纳撒尼尔·盖奇（Nathaniel Gage）① 提出了教学艺术性的科学基础（8）。他指出实践性学科如教育、医学和工程学都同时包含了科学性和艺术性元素，其科学基础由"与实践领域相关的规律、非偶然性的联系组成。这种联系要好于偶然发现，但并不需要完美或近乎完美"（8）。这种科学基础表现为通过科学的方法发现并相互相关的很多变量，比如与教学相关的变量有阐述清晰、表达热情等，这些变量以及它们与其他变量之间的相互作用可以为教师改进教学提供指导。

但是盖奇同时指出，教学各变量之间存在高度复杂的相互作用，所以教师应用教学的科学性的同时也需要艺术性。亦即，教师在选择其教学行为和策略时依赖于其艺术技巧，即应用判断、直觉、创造性、即兴发挥和洞察力来处理未知事物，这种艺术性有别于那些象征科学的原则、公式和算法（8）。

例如，盖奇的研究显示，教师的批评和学生的收获之间的关系会由于学生的学术特征不同而不同。批评对于学术性最差的学生起到的积极作用很少，而对于学术性高的学生会起到很好的积极作用。因此，教师应认识到这项研究结果，并艺术地判断什么时候以及如何批评学生。这里需要考虑的因素不仅包括学生的学术性，还需要考虑学生的情绪状态、师生关系等其他因素（详见临床教学系列丛书之《临

① 盖奇（Nathaniel Lee Gage）是美国著名心理学家，编写了美国教育研究协会的第一版教学研究手册，即"盖奇手册"，创建了斯坦福教学研究与发展中心，被称为教学研究之父。

床教学的理论与实践》第三章 [9]）。因此，仅依赖于科学是不够的，教师还需要艺术地评判各个教学因素。这一过程是临床医师再熟悉不过的，在临床并不是仅靠查阅文献就能解决所有问题，需要同时关注患者诸多方面的因素。

本书中关于内科学教学的建议都是基于教育学理论和研究。然而，在实际应用这些建议时，必须认识到：尽管可以用规律、公式和算法来科学性地指导教师，但他们在教学中仍可以体现个体的艺术性差别。因此，在任何特定教学场景下，教师的判断可能受到很多因素的影响，如直觉、创造性、即兴发挥和对当时特殊情况的了解，对学生、场景和自身能力的认识等。

指导性观点 5：教学的多样性常能提高教学效果

前述四个观点强调了提高教学质量的复杂变量，包括经验的重要性、教学内容与教学原理的结合、不断进行专业反思的作用以及科学性与艺术性结合的原则。但是，通过遵循一系列具有高度预知性和可控性的严谨准则，并不意味着就能实现所谓"好"的教学。尤其是相对于临床教学的复杂性而言，那种为了改进教学而仅仅提出原则的规范性方法，随着时间的推移，是很难取得成功的。临床教师在教学内容、学生和教学场景中要面对数不清的变量，因此，为保证各种变量的持续有效性，临床教师要拓展具体的教学技能和教学方式。从这个角度而言，教师是教学实验者，要考虑新方法构思教学，要选择和实施各种教学行为，还要检验教学成果。从本质上看，多样性是教学持续有效的核心特点。

教师往往经常使用某些自己熟悉的教学方法或某种特定的教学原理，这妨碍了他们去实践新的行之有效的教学行为。此外，教师不要认为有"最好的"教学方法存在。我们建议采取一种开放性原则，提倡更多样的教学行为和方法，以更好地帮助教师适应所面对的复杂情况。基于这种精神，本章节后续部分会提供许多技巧和建议，理论联系实际，介绍许多有助于教师应用多样性和艺术性解决实际问题的方法。

❖ 分析教学的教学框架

本书旨在通过提供反思教学过程的系统性方法，以及在应用特殊教学方法时提高效率的具体建议，来帮助教师实现教学的多样性。本节将介绍斯坦福教师培训中心培训临床教师时开发出的一种用来分析教学的教学框架（表1-1）。

表 1-1　教学框架的范畴：正式和非正式定义

范畴	正式定义	非正式定义
学习氛围	教学场景的基调和气氛，如是否具有激励性、学生是否能舒适地找出并解决自己的局限性	学生是否愿意待在那里学习？
教学活动管理	通过教师的领导作用，影响教学互动的重点和节奏	教学活动是否有组织、有效率？教师的领导作用对实现教学目标是否有效？
目标沟通	建立并明确表达教师和/或学生对学习的期望	学生为什么到这里来学习？
促进理解和记忆	教师能应用教学方法来(1)解释教学内容；(2)与学生互动，帮助学生理解和记忆教学内容	教师采用什么方法来促进学习？
评估学生	教师基于教学目标来评价学生知识、能力和态度的过程	学生掌握了预期目标吗？
向学生反馈	教师向学生提供关于学习表现的信息，以改进他们的表现	学生知道教师是如何看待他们的表现吗？
促进自学	自学是学生根据自身需求、目标和兴趣所激发的学习形式。这个范畴涉及教师利用教学方法，影响学生的动机和资源利用，进一步促进学生自学	学习是由学生自身动力驱使的吗？

这个框架放在了本书较靠前的部分介绍，因为此框架背后所隐藏的教学原则适用于所有教学方法，如本书中所讨论的讲座、小组讨

论、研讨会和医学继续教育等方法。因此，读者能够应用此框架更好地分析、解释和应用各章节中关于各种教学方法的建议。

所有内科医师都应该掌握这种应用框架来分析复杂系统的方法，因为他们在询问病史时会采用"系统回顾"的方法。这种框架为内科医师提供了一张安全网或是清单，保证问诊内容覆盖了所有可能影响患者健康的重要方面。同样，这里所说的教学框架，在某种意义上也是一种教学系统回顾。教学框架为教师提供了一种系统方法来反思教学过程的不同方面，并且是一种有组织的反思过去、现在和未来教学行为的方法。篇幅所限，我们不能完整地介绍作者在教学过程中所采用的教学框架。不过了解这个框架的概述能为读者提供一种系统的结构，更深入地考虑本书后续章节所提出的许多好建议，能进一步指导读者对自身教学行为不断反思。

这个用于分析教学的系统性框架涉及 7 个范畴，基于教育学理论、经验性研究和对医学教学行为的观察（10，11）。这个框架已经通过培训师资的教师培训项目被全世界范围的临床和基础科学教师应用（12）。已经证实此框架对于不同文化背景（从亚洲到中东）、不同教学职责（从一对一的博士生导师制到大型讲座）的教师都是适用的。表 1-1 列出了框架范畴的正式和非正式定义。各个范畴涵盖了在整个教学过程中持续存在的问题（例如学习氛围和教学环节管理），同时也涵盖了那些间断出现的问题（例如目标沟通、应用技巧促进理解、评估学生、提供反馈和促进学习团队中每一个成员的自学能力）。

这个框架向教师提供了一种概念性工具，可以应用在许多不同场合，如教师反思过去的教学活动、计划未来的教学活动、评价已开展的教学活动等。它适用于不同教学场景，既可以用于分析他人的教学，也可以用于自我分析。虽然将这 7 个范畴分开讨论有利于更好地分析教学活动，但是这种人为的区分其实是将问题简单化了，没有考虑这些范畴之间复杂的相互作用。如果一个范畴改变，其他范畴也会受到影响。例如，如果教师表现出对学生的热情，由此改善了学习氛围，那么学生将会更容易接受教师的批评性反馈意见。此外，如果教师有效地对学生提供了建设性反馈，学生在被教师评价时可能会感到更舒适。事实上，思考范畴之间的相互作用是一种有用的练习，可以阐明教学不同方面之间的协同作用和相互依赖的关系。

❖ 在不同教学方法中应用教学框架

对这些范畴的大概介绍并不能公正地反映教学过程的复杂性。从定义上看，这些范畴只能为从理论上检验教学过程提供了一个大体结构，但是并不能处理教学的具体行为。例如，虽然本章指出"评价"学生是一个重要的范畴，但是并未探讨评价某个学生的具体提问方式（见《医院教学》第 6 章 ［5］）。尽管如此，一个用于分析的结构还是很有用的，能够明确需要反思的地方（比如教学成功的方面及待改进的方面）。内科医师在思考临床病例时，应认识到拓宽诊断思路的重要性。当内科医师想到某个特殊发现与某个器官系统相关时，需要对其他器官系统进行完整回顾。例如，在诊断肺部浸润病变时，通过完整的系统回顾就可能发现之前并未引起重视的肾功能不全，由此得出更准确的肺肾疾病的诊断，比如肺出血肾炎综合征（Goodpasture syndrome）。类似地，教学时当教师感到提供反馈比较困难时，回顾一下其他教学范畴则可能找到答案，比如可能是学习氛围不佳导致教师难以提供有效反馈，或者是学生缺乏对教学目标的认同造成反馈效果比较差。

因此，此框架能作为评估自身教学的自我评价清单。结合每一个定义，读者可以评估某个范畴是自己教学的强项还是需要改进的部分。此框架也可以作为一个强有力的概念性工具，用于前瞻性（准备教学）、实时性或者回顾性（反思教学）思考教学方法（另见《临床教学的理论与实践》第四章 ［9］）。

例如，当直觉告诉你教学活动进展不顺利时，你可以求助于这个框架，通过反思各个范畴，明确你在教学方面有待改进的地方，并且为未来的教学活动有意识地选择行动方案。你也可以在教学活动中思考这个框架，评价教学的有效性并考虑替代的方法。

当你阅读此书时，应尽量将这个框架与每一章所提出的方法相结合。框架中的每一个范畴适用于本书中所有的教学方法。例如，无论教师进行讲座、临床查房或者进行医学继续教育课程，都应当思考教学活动中的学习氛围是否既刺激又足够安全，令学生"想要待在那儿"；学生是否真正理解了教学目标；教师是否注意收集与学生表现相关的信息；学生是否通过反馈获知了你作为教师所作出的评价；教学活动是否促进了参与者不断地自我学习。

　　在这本充满了思考和改进建议的书中，我们承认，许多积习难以改变，而且还有许多其他因素可能阻碍我们改变的能力，比如来自教学环境的挑战。另外，仅仅有希望提高的意愿还不足以带来真正的改变。虽然改变很难，但是我们也看到了希望，比如我们已经有了一系列工具，可以帮助我们克服重重阻碍。后续章节的作者们都提出了许多有助于提高教学效率的建议。通过反思这些教学建议，并思考这些建议如何与我们的教学框架相联系，你就能选择和实施更多更好的教学行为，让你在医学领域成为一名更优秀的教师。

（沈　敏译　黄晓明校）

参 考 文 献

1. **Berliner DC.** The Development of Expertise in Pedagogy. New Orleans, LA: American Association of Colleges for Teacher Education; 1988.
2. **Dreyfus HL, Dreyfus SE, Athanasiou T.** Mind Over Machine: The Power of Human Intuition and Expertise in the Era of the Computer. New York: Free Pr; 1986.
3. **Shulman LS.** Knowledge and teaching: foundations of the new reform. Harvard Educational Review. 1987;57:1-22.
4. **Shulman LS.** Those who understand: knowledge growth in teaching. Educ Res. 1986; 15:4-14.
5. **Wiese J, ed.** Teaching in the Hospital. Philadelphia: ACP Pr; 2010.
6. **Dewey J.** How We Think, a Restatement of the Relation of Reflective Thinking to the Educative Process. Boston: DC Heath; 1933.
7. **Schön DA.** The Reflective Practitioner: How Professionals Think in Action. New York: Basic Books; 1983.
8. **Gage NL.** The Scientific Basis of the Art of Teaching. New York: Teachers College Pr; 1978.
9. **Ende J, ed.** Theory and Practice of Teaching Medicine. Philadelphia: ACP Pr; 2010.
10. **Skeff KM.** Enhancing teaching effectiveness and vitality in the ambulatory setting. J Gen Intern Med. 1988;3:S26-33.
11. **Litzelman DK, Stratos GA, Marriott DJ, Skeff KM.** Factorial validation of a widely disseminated educational framework for evaluating clinical teachers. Acad Med. 1998; 73:688-95.
12. **Skeff KM, Stratos GA, Berman J, Bergen MR.** Improving clinical teaching. Evaluation of a national dissemination program. Arch Intern Med. 1992;152:1156-61.

第 2 章

从目标到实施：选择合适的教学方法

Patricia A.Thomas，MD，FACP

David E.Kern，MD，MPH

要点：

- 一个设计良好的课程应包括具体可测量的教学目标、合适的教学方法及评价学生和课程本身的评估方案。
- 在医学教育中，教学目标应以学生能力为基础。能力包括知识、态度、技能和行为 4 个方面。
- 教学方法应与课程目标和评估方法相一致。
- 选择合适的教学方法需要事先了解学生的知识水平和学习背景，这些信息往往需要通过开展额外的需求分析来获取。
- 有很多教学理论描述成人是如何学习的。关注成人学习理论的原则能提高学习效率和效果。
- 教学方法和评估方法都会对学习环境有正面或负面的影响。

课程是有计划的教学活动，这一计划往往有约定俗成的进程（1）。每一个医学教育认证机构都会要求制定一个完整的课程计划，包括教学目标、教学方法、评估计划等（2-4）。为了帮助大家制定课程计划，本章简要讨论计划制定过程，包括进行需求分析、明确教学总体目标和具体目标、评价教学效果，以及评估课程本身。本章的重点在于如何让教学方法（具体内容将在本书其他章节谈及）与课程目标相适应。本章不具体讨论评估的设计，如果读者想了解更详细的评估相关内容，可以阅读本系列丛书之《临床教学的领导之路》（5）或查阅相关参考文献（6）。

❖ 需求分析

确定教学目标之前要进行需求分析，明确教学涉及的临床问题是什么、目前是如何处理的、理论上应该如何处理等。在做需求分析时，至少应该从流行病学的角度分析一下所涉及的临床问题，了解目前的教学策略和临床实际有何不同，并把结果告知课程负责人。这些信息可以通过文献复习或搜索相关专业网站获取（7），也可以向目标学生和医疗机构收集相关情况（1）。对于更具体的教学活动，如一个病理生理讲座，需求分析应重在分析学生掌握本次讲座内容所需的先决条件（见第三章）。下面列举一些对确定课程目标、内容、学习方法有用的需求分析类型：

- 针对医疗问题：此问题对患者、医护人员、医学教育者及社会会产生什么影响？对临床预后、生活质量、工作及生产力、医疗费用及其他资源应用、社会功能会产生什么影响？什么是最有效的处理方法？相比目前的处理有哪些不同？

- 针对学生和他们所在的医疗机构：学生处于哪个阶段（是刚进入临床的医学生，还是在临床轮转一定时间的医学生，还是有经验的执业医生）？是否同时面对处于不同阶段学生的混合（比如既有医学生，又有住院医生，又有其他医疗相关专业的学生）？对于这一学习领域他们既往是否接受过相关培训？后续是否有机会接受进一步培训？学生目前的知识水平和缺陷是什么？学生喜欢什么样的学习形式和方法？他们所在的医疗机构有什么非正式或隐性课程①（8）？这些课程的利益相关者是谁（比如课程负责人、实习项目负责人、住院医生培训项目负责人、认证机构相关人员等）？他们的需求又是什么？

- 针对教学人员：什么是最有效的教学途径？和目前的教学相比有哪些不同？谁是未来负责教学的老师？老师是否是专家？是否有教学经验？是否需要进行教师培训？对于课程评估是否有

---

① 隐性课程相对于显性课程而言，是指在学校情境中以间接的内隐的方式呈现的课程，学生在无意识中获得经验、价值观、理想等意识形态内容和文化影响。

现成有效的评估工具？

- 针对学习环境：学习这些内容最合适的学习背景是什么？多背景的学习是否能加深学生的理解？

需求分析的方法可以是医学教育文献系统综述（9），也可以是针对学生、教师、教育管理者的问卷调查（10）或非正式访谈。需求分析为课程提供有效性和相关性证据，为后续的进一步制定教学目标、选择合适的教学方法、设计评价和评估方案奠定基础。需求分析能让后续的课程更有说服力，并为教学的实施准备必要的资源。在相关教育文献中，经常需要一个学术性的需求分析来描述课程概况，说明进一步推广的背景。

❖ 总体目标（Goals）

总体目标是写给课程的所有利益相关者看的，一般用比较宽泛的语言描述课程的总体预期目标。

举例来说，医学生内科实习轮转的目标为：学习内科病房常见疾病的初步诊断与处理；实习医生短期岗前培训项目的目标为：为即将成为实习医生的学生具体讲授"医院临床操作手册"中涉及的患者安全与医疗质量管理内容；继续教育项目的目标为：为执业内科医师提供并讨论心血管疾病的最新进展信息。

❖ 具体目标（Objectives）

教学方法的确定需要符合教学总体目标和具体目标，总体目标是概括而宽泛的，具体目标则需可测量且有针对性，具体针对学生（教学目标）或项目层面（项目目标）。

教学目标（Learner Objectives）

教学目标侧重于课程内容，学生通过课程需要掌握什么，这些经常通过前述的需求分析获得。比如某个教学项目的总体目标是提高学生在临床某方面的能力，我们需要定义何为"能力"，具体描述学生需要掌握的知识、态度和技能。所以学习目标一般分为三个方面：认知（知识）、情感（态度）和心理驱动（技能或行为），这就是 KAS 模式①。这一模式的学习目标对于下一步选择教学方法十分重要。

每一个教学目标都有不同的广度和深度，比如著名的布鲁姆教学目标分类法中认知领域的目标分类结构②（11）。布鲁姆分类法将认知目标分为 6 个层次，每一层次不仅代表所需的知识水平，同时也隐含了达到这一知识水平的学习步骤。这一分类法经过多次修订，最近的一个版本将认知任务分为记忆、理解、应用、分析、评价和创造 6 个层次（12）。举个临床教学目标的具体例子，记忆事实知识（如心脏的解剖名词）是最低层次的认知目标；分析心律失常的心电图及背后的病理生理机制是高层次的目标。课程负责人也会列出期望学生达到的最高目标或称为终极目标。对于课程来说，每一次教学活动都有各自的目标，这些是使终极目标成为可能的过程目标。在上述的例子中，"心脏传导阻滞"这门课程的教学目标是学生能解读心电图，而其中的一堂课的过程目标则是学生能讲解心脏正常电生理过程。

书写教学目标时，要保证目标有针对性和可测量性。比如以下这个描述教学目标的结构模板，目标需要回答这些问题"谁来做？做什么？做得怎么样？什么时候做？"其中动词"做"描述了学生的预期行为，而"什么"则描述了教学项目的内容。

我们来看一个培训内科实习医生中心静脉置管项目的教学目标描述：

通过 4 小时的培训，每个实习医生需要

- 了解中心静脉置管的风险与并发症。（知识）
- 正确操作中心静脉置管过程步骤（根据检查单所列步骤要求）。（技能）
- 确保在操作过程中尽可能地减少感染的风险。（态度）

以下是书写教学目标的一些建议：

---

① KAS 是 knowledge（知识）、attitudes（态度）、skill（技能）三个词的首字母缩写。

② 布鲁姆教学目标分类法（Bloom's Taxonomy of Educational Objectives）是美国教育心理学家本杰明·布鲁姆 1956 年提出的，将教学目标分为认知领域目标、情感领域目标和动作技能领域目标，不同类型的目标又分成不同层次，比如认知领域目标分成记忆、理解、应用、分析、评价、创造 6 个层次。

- 控制具体教学目标的数量。设置过多的目标会打击学生和教师，降低项目的影响力，有时需要将多个相似的目标合并成一个。前述中心静脉置管项目的第一条教学目标，"风险与并发症"显得有些笼统，实际是指在此项目中会复习中心静脉置管几个具体的风险和并发症，实习医生在操作前能与患者交待相关问题。

- 在描述教学目标时，措辞要具体有针对性，让读者能从中看出目标的测量方法，尽量不用"知道"、"懂得"、"领会"等宽泛的用词。表 2-1 列出了一些在书写教学目标时常用的词汇。

- 并不是所有的课程都能按 KAS 模式列出所有方面的目标。比如一个预防医学的网络课程，可能只有几个知识层面的目标，而没有心理驱动（技能或行为）的目标。

表 2-1　书写教学目标时常用的词汇

目标类型	具体词汇
认知	列出，写出，背诵
	识别
	定义
	翻译
	解释
	举例说明
	列出鉴别诊断列表，鉴别
	产生假设
	辨别
	比较与对比
	创建
	分析
	解决
情感	认为有价值的
	认为重要的
	令人愉快的
	认为对……产生影响力
心理驱动	证明
	显示
	应用（实际中）

项目目标（Program Objectives）

什么是项目目标？为什么需要明确项目目标？项目目标让项目设计者事先有机会定义什么是一个成功的课程。项目目标可以是教学目标的简单综合，如"实习医生在课程结束后的考试平均成绩达到 80 分以上"。为了使课程可持续发展，在实施过程中需要了解课程是否按计划实施，和具体实施相关的目标称为过程目标，举例如下：

- 考勤：所有住院医生会参加全部培训课程。
- 参与性：所有住院医生会参与角色扮演并听取同伴的建议。
- 功能性：所有住院医生能顺利登陆网络课程。
- 质量：所有讲座会提供详细的讲义。

许多课程负责人心目中会有更宏伟的项目目标，这些常称为结局目标，有些也是可测量的，举例如下：

- 满意度：所有住院医生会认为角色扮演是学习行为改变咨询法的一种非常有效的方法。
- 自我能力评价：参加培训的住院医生会报告在动机晤谈技能方面提高了自信心。
- 行为改变：3 个月后，参加培训者与没有参加者相比，会更倾向使用"5As"法①对吸烟患者进行行为咨询。

其他项目目标，比如技能或行为的改变、医疗结局的变化等，一般比较难测量，举例如下：

- 住院医生行为与医疗结局改变：一年后，参加课程的住院医生与未参加者相比，更关注并在病历中记录患者的吸烟状况，他们的患者的烟草使用有明显下降（13）。

正如上述例子所显示的，有些医疗结局指标不易测量。然而，一些行为与医疗结局目标强调的正是课程的终极目标，会对课程内容和教学方法的选择产生影响。

---

① 5As 法是对吸烟患者常用的戒烟行为干预方法，包括询问（Ask）、建议（Advise）、评价（Assess）、帮助（Assist）和随访（Arrange）五个步骤。

❖ 教学方法

表 2-2 列举了临床教学中常用的教学方法，某些方法会在本书的后续章节中进一步详细描述。表中强调了每一种方法最适合的教学领域，以及各种方法的优缺点和所需资源。正如前文所述，前期设计需通过需求分析确定教学目标，然后应和课程负责人讨论针对目标最有效的教学方法。在教学方法的选择过程中，需要考虑以下几点：

1. 教学方法需符合学习理论。
2. 教学方法需和教学目标相一致。
3. 多种方法联合应用比单一方法效果更好。
4. 教学方法会影响学习环境并产生意想不到的结果。
5. 教学方法的选择常常受到资源的限制。

表 2-2　临床教学中常用的教学方法

教学方法：阅读

目标或领域

- 知识
- 情感

优点

- 易行
- 给新手提供新知识所需的背景内容
- 易于组织，循证
- 对于学生来说可以选择适合自己的最佳时间学习

缺点

- 被动的
- 以教师为中心（教师选择阅读材料）
- 如不加控制可能增加学生负担
- 学生可能不阅读
- 学生更多依赖短期记忆，学习可能比较肤浅
- 如果不结合其他教学活动，一般不会影响学生的长期知识

续　表

教师或学生所需的资源
- 最小的教师资源
- 某些学习软件或图书馆电子阅览需要提供网络入口
- 需要注意版权问题，尤其是远程学习
- 程序辅助学习需要程序开发

举例
- 课本
- 杂志
- 文献（针对情感目标）

增进主动学习和以学生为中心的学习的改进
- 程序辅助学习：学生通过阶段性解答习题获得学习反馈〔比如美国医师协会开发的医学知识自测程序（ACP's MKSAP）〕

教学方法：讲座

目标或领域
- 知识
- 情感

优点
- 给新手提供新知识所需的背景内容
- PPT 软件很容易得到
- 易于组织，循证
- 能录像供以后复习或网上学习

缺点
- 被动的
- 以教师为中心
- "填鸭"的风险（"认知负担"）
- 效果受学生注意力持续时间的影响
- 与其他教学活动相比，学习可能比较肤浅

教师或学生所需的资源
- 讲课技巧训练

举例
- 内科大查房
- 医生午间会议
- 医学生讲座，如"糖尿病的诊治"

增进主动学习和以学生为中心的学习的改进
- 每 10~15 分钟插入互动环节（如提问、互相讨论等）（30）

教学方法：小组讨论

目标或领域

- 知识和更高层次的认知目标
- 情感

优点

- 参与性强
- 提高社交技能

缺点

- 学生需要提前准备讨论所需的知识（如阅读或预习）
- 需要时间等客观条件保证所有学生都能参加
- 如果没有巧妙的帮助和引导，学生可能会产生挫败感

教师或学生所需的资源

- 为学生提前准备材料和便利条件
- 现场帮助和引导的技巧，如何让讨论紧扣主题
- 学生的上课时间延长
- 需要更多的教师，教师与学生的比例增加
- 如使用病例讨论，需要准备合适的病历，并培训教师保证组间教学水平的一致性

举例

- 以问题为基础的药理课程（33）
- 以问题为基础的临床营养讨论（31）
- 文献学习

增进主动学习和以学生为中心的学习的改进

- 以问题为基础的学习（32）
- 以小组为基础的学习（34）

教学方法：病例讨论

目标或领域

- 知识
- 情感
- 技能
- 高层次的教学目标，如批判性思维、诠释和分析

优点

- 让学生在真实的临床场景中学习
- 教学目标可以通过教师的讨论随意调整
- 可以是以学生为中心的教学，比如让学生参与制定教学目标（比如咨询专家）
- 教学目标可以包括从患者的角度看待问题及职业精神的培养等

续　表

缺点

- 病例的可获得性，如果完全依赖目前的真实病例，学习的广度可能受影响
- 对听觉型学习者①有利，但可能不适合其他学习类型的学生
- 小组成员的经验和知识水平可能各不相同

教师或学生所需的资源

- 指导教师需要有丰富的专业知识和教学经验
- 指导教师的引导能力和床旁教学的技能（不要接管整个病例，要给学生讨论的空间）
- 学生的时间：如果在工作查房时进行病例讨论可能会影响团队的工作时间
- 开发虚拟病例

举例

- 临床实习中的主治医生教学查房（35）
- 会诊团队中的主治医生查房

增进主动学习和以学生为中心的学习的改进

- 使用临床教学的"小技巧模式"（36）
- 和学生共同制定讨论目标
- 讨论结束前总结并商讨下一步学习计划

教学方法：演示（示范）

目标或领域

- 技能

优点

- 示范某一技能过程中能体现其他"非医学"目标，如以患者为中心、职业精神等（37）

缺点

- 被动的
- 以教师为中心
- 需要教具

教师或学生所需的资源

- 教师需要具备所示范的技能

举例

- 床旁心血管系统查体
- 床旁问诊
- 教授关节穿刺术

---

　　① 不同的学习者因生理差异可产生不同的学习风格，如果按照个体倾向于通过某种感觉器官的刺激而接受信息和学习，可将学习风格分为视觉型、动觉型和听觉型。

增进主动学习和以学生为中心的学习的改进

- 在演示过程中向学生说明需要重点观察什么
- 以提问学生的方式总结评估学生的观察效果

教学方法：角色扮演

目标或领域

- 情感
- 技能

优点

- 主动的
- 参与性强
- 利用学生作为"模拟者"，节约成本
- 学生在扮演角色过程中能感受从不同的角度看问题

缺点

- 学生可能有抵触情绪（如"我讨厌演戏"或"这不像是真的"）
- 需要时间来编写及分析脚本

教师或学生所需的资源

- 教师的现场引导能力
- 创建"安全"的环境让学生敢于尝试表演并诚实分享表演中的感受

举例

- 戒烟课程，2 名住院医生进行角色扮演，演示医生运用动机访谈技术劝说患者戒烟（13）

增进主动学习和以学生为中心的学习的改进

- 邀请学生参与制定角色扮演的教学目标（如他/她需要练习的某一种技能）
- 过程可以录像
- 用"暂停"技巧随时从小组成员那里获取反馈
- 总结学习要点，要求承诺行为改变

教学方法：标准化病人

目标或领域

- 技能
- 情感

优点

- 主动的，参与性强
- 训练标准化病人实时给学生反馈

续　表

缺点

- 某些方面是以教师为中心的，如教学目标和环境是由教师安排的
- 学生可能有抵触情绪（如"我讨厌演戏"或"这不像是真的"）
- 标准化病人必须经过培训，标准化病人的病历必须有检查清单
- 昂贵，标准化病人需要表演培训时间

教师或学生所需的资源

- 经过培训的标准化病人
- 完善的标准化病人病历，并有经过验证的检查清单（38）

举例

- 医学生通过问诊学习临床推理技巧（39）
- 戒烟培训项目：学生练习运用动机访谈技术（40）

增进主动学习和以学生为中心的学习的改进

- 培训过程录像可以让学生重复观看或和老师一起观看
- 加入自我评估内容可以提高学生自我评估的能力

教学方法：模拟练习

目标或领域

- 知识
- 技能

优点

- 主动的
- 参与性强
- 情境训练
- "安全"的学习环境：消除了学生因担心学习临床技能可能给患者带来伤害而产生的焦虑情绪
- 技能可以通过反馈得到练习

缺点

- 有些技能没有合适的模拟器
- 如果不很好地设计，可能会带来负面的学习效果

教师或学生所需的资源

- 高科技的模拟器材很昂贵
- 教师需要经过培训掌握模拟器材的应用
- 需要较高的教师/学生比
- 需要练习培训的检查清单

举例
- "哈维"心脏检查模拟人
- "西姆"麻醉模拟人
- 临床操作模拟器（比如血管穿刺）（41）

增进主动学习和以学生为中心的学习的改进
- 小组学习，同时能培养学生的团队合作与沟通能力（42）

教学方法：写作

目标或领域
- 知识
- 情感
- 高层次的综合分析和创造能力

优点
- 主动的
- 参与性强
- 培养思考的习惯
- 深入学习

缺点
- 学生可能会抗拒写作与思考
- 需要额外的时间
- 需要有技巧的引导

教师或学生所需的资源
- 写作时间
- 最佳情况是学生写作后能得到反馈或讨论的机会

举例
- 学习档案（43）
- 轮转日记
- 老年医学课程中要求医学生写一段与老人相处的经历（44）

增进主动学习和以学生为中心的学习的改进
- 写作后组织小组讨论

教学方法：学生自己设计教学活动

目标或领域
- 知识
- 情感
- 技能
- 高层次的综合分析和创造能力

续 表

优点
- 主动的
- 参与性强
- 学生自己制定学习目标
- 重点培养分析和综合能力

缺点
- 需要学习资源

教师或学生所需的资源
- 学生需要获取学习资源的技能
- 组织者（学生）需要时间与精力
- 如果有导师参与，要求比较高的教师/学生比

举例
- 门诊轮转的住院医生以小组为单位设计如何提高医疗质量的计划
- 学生社团设计与实施社区为基础的健康教育项目（45）

增进主动学习和以学生为中心的学习的改进
- 结合自我评估和反馈
- 结合相互评估

教学方法：自我评估

目标或领域
- 态度
- 技能
- 高层次的分析能力

优点
- 养成自主学习与终身学习的习惯

缺点
- 需要导师的指点：如果没有有效的引导，可能会形成不正确的学习习惯

教师或学生所需的资源
- 如果有教师参与，要求比较高的教师/学生比
- 学生和教师都需要对学习目标有正确的理解

举例
- 在临床轮转开始时要求学生制定学习计划
- 面对面的反馈开始时要求学生首先自我评价
- 学习档案（46，47）

续 表

增进主动学习和以学生为中心的学习的改进

- 允许学生参与制定自我评估目标

教学方法：体验课程

目标或领域

- 知识
- 态度
- 技能

优点

- 情境学习，深入学习
- 有利于强调隐性课程内容

缺点

- 有时无法实现
- 不是对所有的学生都有效
- 如缺乏正确的引导，可能养成不好的学习习惯

教师或学生所需的资源

- 需要比较高的教师/学生比
- 教师需要时时起行为模范作用
- 教师的引导与总结能力
- 学生需要对教学目标有一定的了解，事先具备一定的知识，善于观察

举例

- 医学生门诊见习（36）
- 临终关怀部门轮转与体验
- 老年科轮转时的患者家访（48）

增进主动学习和以学生为中心的学习的改进

- 允许学生参与制定体验课程的目标
- 提供新旧知识之间的过渡内容
- 对体验课程的有效总结并制定今后的学习计划
- 留出思考与反馈的时间

1. 教学方法需符合学习理论

　　课程负责人除了需要考虑教学方法，也需要关注相关学习理论，尤其是成人学习理论。"教"是教师的任务，固然重要，但更需要关注的是学生如何"学"。教师的工作很大一部分是如何帮助学生参与课程的

学习。成人教育理论产生于古代，在 20 世纪开始普及。它基于以下几个原则，也就是说在以下情况下成人的学习效果佳：有学习动机及学习目标；在既往经验基础上学习；在学习过程中不断思考与接受反馈（14-16）。学习能让人思考和质疑思维方式、行为、假设、信念与价值等方方面面的问题，从不同的角度考虑问题，并在不同方面获得有益的改变，这称为"转化学习"（14，15，17，18）。将成人学习理论原则运用于特定的教学方法中能提高学习的效率和效果。举个例子来说，讲座从概念的实际应用出发（甲状腺功能异常的实际病例），再具体阐述概念本身（甲状腺功能），能让学生在学习概念之前了解为什么要学习这个概念，这正是应用了学习动机原则。再举个转化学习的例子：比如一个"如何管理物质滥用患者"的课程，先以一段与困难病人接触的录像作为开场，然后是小组学习，讨论与分享学生的假设、信念、价值观以及这些对处理问题的影响，通过这样的练习能提高学生的自知力，更好地处理在医治此类患者过程中容易产生的偏见。

　　在病房教学查房过程中常用的苏格拉底提问法（具体见本系列丛书之《医院教学》第一章［19］）就是运用成人学习理论原则的教学方法。在这种方法中，教师会以病例开场（为什么学生需要学习这部分内容），然后提问了解学生的既往知识水平和经验，再进一步提问帮助学生对知识进行深入理解，最后还可以提供即刻反馈。（苏格拉底提问法是利用简单的问题将学生已经掌握的知识和尚未理解的知识联系起来，更好地解决问题。如果老师忽略学生的知识水平和经验，超越学生的能力范围进行提问，这不是苏格拉底提问，而被称为突袭式提问，就像问学生"你说我是怎么想的?"，这种提问只会加重学生的焦虑，显然不是一种好的教学方法。［20，21］）下面举一个苏格拉底式提问的实例。

　　在普通内科病房，史密斯医生正带着两个三年级医学生米雅和乔查房。乔汇报他昨晚新收的病例，是一个肝硬化合并神志改变的患者。

　　史密斯医生：米雅，这个患者考虑肝功能衰竭。我们怎么评价肝衰患者的病情严重程度？（在讲授肝功能评价方法之前，主治医生先提问学生相关内容的知晓程度。）

　　米雅：我不是很清楚。［这个学生还没有学到这部分内容，所以问她终末期肝病模型（model for end-stage liver disease，MELD）评分是毫无意义的。］

　　史密斯医生：想想肝功能的重要性，肝脏都有哪些作用？（老师在评估学生以前所学的肝功能和肝衰竭的知识。）

米雅：它参与胆红素的排泄。（学生记起最基本的生理学知识，这正好可以成为教授肝衰竭评估方法的开始。）

史密斯医生：对，所以胆红素水平是肝功能的一个重要指标。肝脏还有什么功能？

米雅：合成凝血因子。

史密斯医生：对，所以如果这方面的功能受损，我们有什么检测手段？

米雅：INR？（没有直接给学生其他信息，她就自己推论出另一个肝功能的重要指标。）

史密斯医生：正确。所以我们应该检测血清胆红素和 INR。乔，临床还用到哪些评估肝病严重程度的指标？（因为这是乔的患者，所以老师认为他应该自学了相关内容。）

乔：MELD 评分还包括血清肌酐，因为循环障碍引起的肾功能不全也是预后不良的因素。这个患者的 MELD 评分是 23，表明他 3 个月死亡率为 76%。（乔显然已经自学了肝衰的评分系统并准备教给别人。）

米雅自言自语道：我还不知道这些，我应该学习一下 MELD 评分。（米雅为自己制定了新的学习目标。）

比较学生为中心的教学和教师为中心的教学以及比较主动和被动的教学方法是成人学习理论原则应用的另一个例子。教师为中心的教学是由教师制定教学目标，选择教师感觉最舒服的教学方式，教师控制着信息的传递，虽然也可以互动，但往往教师是主动的而学生是被动的。传统的课堂授课就是教师为中心的教学的典型例子。这种方法适用于学生数量很多或学生对于讲授的内容没有相关知识储备或经验的情况。一些观点认为这种方法只是知识的灌输，是应用短期记忆的肤浅的学习，而不是有效的学习。学生为中心的教学意味着允许学生根据既往的学习、经验和喜好自己制定学习目标和方法，这种方法将知识的学习过程从短期记忆带入认知模式，当需要使用相关知识时能进行信息检索（22）。

但其实，学生为中心和教师为中心这两种教学方法的区别并不那么简单。很多教师会在传统的课堂教学中加入主动学习的策略，比如，告诉学生他们学得很好，或在开始时让学生讨论为什么需要学习这部分内容。新技术的使用也让传统的教学方法带入更多主动和以学生为中心的元素。比如将授课录像放到网上，允许学生选择最适合他们的时间上网学习，还能够自己控制播放的速度，容易理解的部分可以快进，困难的部分可以暂停和重复学习。再比如应用计算机软件的互动学习，中间可以插入自我测验问题，告诉学生他们学得怎么样。

使用听众应答系统是另一个增进以学生为中心的方法，讲座中间断地插入问题让听众使用应答器回答，讲者可以看到听众的整体反应，及时了解哪些内容听众没有很好理解，需要换一种方式再做一些解释。本书的后续章节还会具体阐述这些方法如何强调成人学习理论，如何做到以学生为中心。

除了成人学习理论、转化学习、以学生为中心等，还有许多教育理论都试图描述我们是如何学习的，从而找出最佳的教学方法。在医学教育领域最主要的理论有行为学习理论、认知学习理论、人本主义理论、社会学习理论和建构主义理论（也就是《临床教学的理论与实践》[23]一书第一章阐述的实验学习理论）等（24）。表2-3简要列举了这些理论的定义和支持这些理论的教学方法实例（参阅《临床教学的理论与实践》一书第二章）。

表 2-3　教学方法中涉及的教育理论

教育理论：行为学习理论

定义
- 学习是通过条件反射习得的可观察到的行为改变。目标就是可观察到的行为改变。教师控制学习环境并提供反馈。

目标或领域
- 能力
- 从业者行为改变

医学教育实例
- 模拟教学：练习急救小组的正确操作，接受反馈。
- 直接观察学生问诊：在问诊课程中练习开放性问题的使用，接受反馈。

教育理论：建构主义理论（49）

定义
- 学习是一个主动的过程，在此过程中学习者从新的感官输入中构建内容（比如在既往的知识与信念中整合入自己的经验）。教师帮助学生完成构建知识的任务，比如对学生的经验发表见解。

目标或领域
- 知识
- 情感
- 技能/能力

医学教育实例

- 活动中结合思考与反思，如：
- 聆听医生与患者访谈过程，从患者的角度反思整个过程。
- 总结抢救小组的行动。
- 结合以前所学的神经解剖知识给一个神经病变的患者查体。

教育理论：社会学习理论（50）

定义

- 学习来自对他人的行为以及对行为产生的结果进行观察。方法包括观察、模仿和树立榜样。学习步骤有关注、保留、复制和激励。教师是角色榜样。

目标或领域

- 能力

医学教育实例

- 一对一的临床教学，比如门诊带教：一个医学生观察临床医师如何筛查酗酒，模仿并应用于今后的工作中。

教育理论：人本主义（51）

定义

- 学习是自我肯定、自我实现的过程，强调过程中的情感和认知需要。教师是学习的引导者。

目标或领域

- 认知
- 情感

医学教育实例

- 鼓励自学和自我评估的活动，如制定学习计划和学习档案。

教育理论：认知主义（22）

定义

- 学习来源于推理，在已有的知识中寻找联系。知识是思维结构的符号。学习是从信息到短期记忆再到知识结构的主动过程。教师的指导意见需有组织有条理地反馈给学生。

目标或领域

- 知识
- 高层次的认知目标

医学教育实例

- 通过鼓励合成、分析等高层次认知技能的活动传递信息，如：
  - 肾功能衰竭讲座后通过团队合作对困难病例形成鉴别诊断思路。
  - 利用图、表或其他辅助手段帮助检索知识。

2. 教学方法需和教学目标相一致

学习是和情境相关的，在某一情境适用的方法有时并不适用于另一个情境。学生通过参加慢性心衰的讲座学习病理生理知识，但当他在临床见到真实患者时可能已经记不起相关的知识。在学生需要相关知识内容的情境下进行教学往往是最有效的。在描述教学目标时注意措辞也很重要。

我们再回到前述的实习医生中心静脉置管培训课程的目标设定上，由于培训的目的是提高实习医生的病患照顾能力，最佳的教学方法是让实习医生练习在未来病患照顾中会用到的行为操作。第一个目标，"实习医生了解中心静脉置管的风险与并发症"可以通过讲课或阅读学习，但如果通过实习医生角色扮演，与患者讨论操作知情同意，过程中学生需要了解相关风险与并发症，这样的学习效果相信会更佳。类似的情况，"正确操作中心静脉置管过程步骤"可以通过录像或操作演示学习，但通过模拟操作练习和反馈是更好的方法，因为它让学生自己进行正确操作。正如表 2-2 中显示的某些教学方法更适合用于某些类型的教学目标。

3. 多种方法联合应用比单一方法效果更好

这是因为现实中各个学生有不同的学习习惯和学习风格，使用多种教学方法能增加有效学习的可能性（25）。另外，多种方法联合应用能强化学习过程并避免不必要的重复，通过不同的情境练习加深学习。例如，一个短期课程的目标是医学生学习院内感染控制，可采用多种教学方法，比如先观看介绍院内感染防护设备与措施的在线录像，学生观看录像后以小组为单位练习穿脱手术衣，应用腰穿等教学模具模拟练习无菌操作等。

4. 教学方法会影响学习环境并产生意想不到的结果

教学方法本身可以比课程内容向学生传递更多的信息。比如一个以培养学生批判性思维和终身学习习惯为目的的课程，如果过多地采用并不能很好实现这一目标的教学方法（如讲座），可能会让预期目标大打折扣。再比如经常采用个体评估来激励学习，营造学生间的竞争氛围，会阻碍团队合作精神和社交能力的提高。另一方面，教学方法中联合内省和自我评价部分，能让学生养成自主思考主动学习的习惯。提供团队合作的机会，评估并鼓励团队合作技能，同样为学生提供了很好的学习经历。总的来说，遵从上述的原则能让课程更有效，并体现尊重学生的理念和正确的职业价值观。

5. 教学方法的选择常常受到资源的限制

重要资源的限制经常迫使教师改变教学方法，比如教学空间及设备、设备开支（纸张、软件、电脑等）、培训开支、教师时间、学生时间等。学生通常欢迎模拟练习，但模拟练习的培训和运行成本很高，也并非所有的教学项目都有合适的模拟器材支持。小组讨论虽然教学效果好于大课教学，但与后者相比需要更多的教学时间和教师投入。有些情感领域的教学目的，如学生的文化能力①可通过教师的行为规范给他们树立良好的榜样来培养，但实现这一教学目的的关键是需要一群经过良好训练的临床教师。对于学生来说，时间也是需要考虑的很重要的资源。表2-2列举了各种不同教学方法所需要的资源要求。课程负责人需要在理想状态（以需求分析与理论要求为基础）与可行性之间寻求平衡。理解这种平衡，能促进现实有创新的教学方法的发展，比如将小组讨论应用于大课环境的团队合作学习（team-based learning）方法（26）。

❖ 评估

评估是教学过程的重要步骤，需要予以周到精心的策划。本章节重点在于评估的使用和评估方法的选择，不具体讨论评估设计、评估工具的信度效度分析、数据分析、评估报告及伦理问题。严格的评估通常很复杂，如果你旨在教学成果的传播与发表，你需要思考教学研究的相关问题并咨询学校或医院的伦理委员会。前面提到的有关评估的具体问题可参考本系列丛书之《临床教学的领导之路》(5)或本书提供的参考文献（6）。

设计评估重点需要考虑的问题是评估将如何使用：评估项目对于证明学生的能力是否很关键（比如高级生命支持技术在相关认证课程

———————————

①　文化能力是指与不同文化、语言、阶级、种族、宗教背景的人交流沟通的能力。

的意义）？学生是否需要知道他们是否达到了教学目标？项目目标的达到（比如医学继续教育课程）是否是课程负责人最关心的问题？相关评估是否能插入其他评估计划中（比如授课评估可以放在课程考试的最后）？是否对课程推广或证明课程资源的合理性（需提供证明有效性的文件）有兴趣？评估计划可以很简单，也可以设计得复杂详尽，了解评估将如何使用能让设计者合理选择最佳评估方法。表2-4介绍了评估计划的通用框架。

正如教学目标会从学生与项目两个层次考虑，评估也通常从这两个层次设计（《临床教学的领导之路》[5]一书将专门讨论这方面内容）。评估还分为形成性评估和总结性评估，如学生在课程过程中表现如何，此为形成性评估也称过程评估；学生在课程最后是否达到教学目标，此为总结性评估。在课程中不断给学生提供形成性评估同时也是一种不错的教学方法。

表2-4　评估的种类与层次

种类	层次	
	学生层面	项目层面
形成性评估	针对学习目标，学生是否取得了进步？ 学生如何获得更好的表现？	是否所有学生都取得了进步？ 项目将如何改善提高？
总结性评估	学生是否达到了学习目标？ 达到什么程度？	是否所有学生都达到学习目标？项目是否达到了过程目标和结局目标？

前文所述的如何选择教学方法的原则同样也适用于评估方法的选择。评估方法需与成人学习理论原则相一致。所以有效的评估是有针对性的，有建设性的，提供给学生的反馈意见能帮助他们制定今后的个人学习目标。举个例子，比如来自标准化病人的评价，如果仅仅根据打分表告诉学生一个最后的成绩，并不能让他们知道该如何改进自己的表现。再举一个好的例子，在线知识测试软件不仅能让学生在测试后立即得到最后的成绩，而且还能复习回答错误的问题，为今后的学习制定计划。再次强调，目标与方法的一致性非常重要，如果目标是有针对性且可测量的，学生评估就会简单得多。比如某一个教学项

目的目标是获得某一个技能，这就不适合用笔试的方法来评估学生，而应该选择利用模拟器具、标准化病人或真实患者观察学生的表现作为技能评估的方法。表 2-5 介绍了各种评估方法的应用及优缺点。

表 2-5 评估方法的应用及优缺点

方法：总体评估表格

应用
- 知识、态度、技能
- 目标评估
- 形成性评估和总结性评估

优点
- 容易发放及完成
- 经常用于在线评估

缺点
- 主观的
- 评估者偏倚（"光环"效应①）
- 受评估者间信度影响，不同评估者对分数的解读标准可能不同
- 缺少背景信息

方法：多源反馈

应用
- 知识、态度、技能
- 目标评估
- 形成性评估和总结性评估

优点
- 从不同观察者的角度评估，效度增加
- 开放性评估问题能产生更好的定性信息

缺点
- 对资源的要求高，需要合适的工具、发放和收集的手段、分析沟通结果的方法等
- 不是所有人都能培训成评估者（比如患者就不适合）

方法：自我评价表格

应用
- 知识、态度、技能
- 目标评估
- 形成性评估和总结性评估

---

① "光环"效应是指评估者的评估受到学生既往评价的影响。具体见本系列丛书之《门诊教学》第八章。

续　表

优点

- 容易发放及完成

缺点

- 主观的
- 评估者偏倚
- 对目标测量的一致性差
- 被认为是最不精确的评估方法

方法：问卷

应用

- 知识、态度、技能
- 目标评估
- 形成性评估和总结性评估

优点

- 容易发放及完成
- 能生成量化的数据

缺点

- 主观的
- 应答者受社会赞许性①影响
- 开发有效的问卷工具需要一定的资源

方法：访谈

应用

- 知识、态度、技能
- 形成性评估和总结性评估
- 项目评估

优点

- 定性的
- 能为调查问卷生成问题条目
- 能为后续的测试提供"理论"

缺点

- 需要有经验的专家实施访谈与分析结果
- 结果依赖于参与人员，可能产生偏倚

---

　①　社会赞许性（social desirability）是心理学用词，指某一行为是社会一般人所希望、期待、接受的。大多数人越喜欢的行为，其社会赞许性也越高。

续　表

方法：笔试（选择题）

应用

- 知识，目标评估
- 形成性评估和总结性评估

优点

- 符合心理测量特征，内部真实性好
- 在软件的帮助下能评判复杂课程
- 产生定量数据，帮助对行为表现作出评估

缺点

- 需要心理测量的效度检测
- 需要学生管理、评分、交流的平台

方法：书面评价

应用

- 知识、态度、技能目标
- 形成性评估和总结性评估

优点

- 能评估高层次的认知目标，如推理能力
- 帮助养成反思的习惯
- 为制定未来的学习目标提供背景

缺点

- 评价者偏倚
- 需要定性分析方法

方法：口试

应用

- 知识，尤其是高层次的认知目标，比如临床推理能力
- 通常是总结性评估

优点

- 面对面交流，高效度

缺点

- 评估者偏倚
- 主观打分

续　表

方法：直接观察

应用

- 技能和行为目标
- 形成性评估和总结性评估

优点

- 经过训练的观察者借助于检查打分表能提供可靠客观的结果

缺点

- 需要有效的检查打分表、观察的机会（模拟或真实场景）、经过培训的观察者（教师）
- 大量占用资源

方法：日志

应用

- 技能和行为目标

优点

- 客观的
- 真实经历的记录
- 反思的工具

缺点

- 受学生登记的真实性影响
- 电子登记有助于分析数据，但占用资源

方法：绩效检查

应用

- 技能和行为目标

优点

- 面对面交流，高效度
- 产生定量数据
- 可作为自省和自学的工具

缺点

- 取决于现有数据记录的准确性，无法评价未记录的部分

　　没有一种方法是完美的，最有效的评估策略为"在不同的时间点，多方进行多种评价"。这对于重要能力的评估（如沟通或临床推理能力）或长程项目（如住院医生培训项目）的评估是可行的，因为培训过程中会存在很多评估机会，多样性的数据来源增加了评估的可

信度和有效性。对于这样的项目或高压力的状况，设计者需要就评估设计和心理测量方法咨询相关专业人士。对于短程的教学项目，如一次床旁教学、一个讲座或短期培训项目，评估的可信度和有效性就显得不那么重要了。

米勒金字塔是医学教育常用的一个评估模型（27）（图2-1）。从初学者发展至专家，经过了"知道、知道如何做、如何做、做"4个阶段，这一模型让临床实践中的某个具体行为和最终目标结合起来。一般来说，评估应该着眼于评价与学生水平和教学目标相适应的金字塔的相对最高点部分。如果临床教学课程评估重点不在"如何做"（技能评估）或"做"（临床实践中的实际行为）的层面是不正确的，因为只有这一层次的能力才最有可能影响患者的结局（28）。但是通常金字塔越高点的评估占用的资源也越多。

具体条件的限制也是设计评估时需要考虑的问题，比如课程设计者可能缺乏标准化病人资源或高科技的模拟设备支持。如果是医学教育研究支持的评估，评估方案力争设计得更科学严谨，如随机双盲试

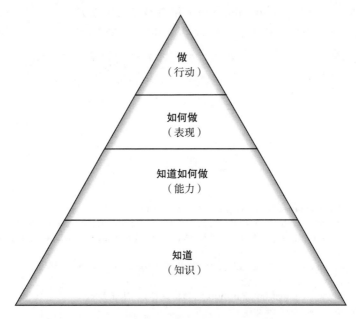

图 2-1　临床评估框架（Miller 金字塔）

验的设计要好于考试前后比较的设计。当然也需要同时考虑伦理问题，如课程时间资源的分配和保密性等。

评估计划会影响学习环境，"评估推动学习"，学生努力达到评估要求本身就是对学习的促进过程。举例来说，评估重视考核知识而忽略人际沟通能力，这会向学生传达一种不正确的信息，知识比沟通更重要。包含学生间互相评价的评估方案更有利于职业精神的培养（29）。评估投入的时间和精力、评价哪些方面的学习（知识还是批判性思维的能力）、评分系统（满意/不满意还是具体分数）、评估结果的沟通与私密性等等，这些都会影响学习氛围。

❖ 小结

内科教学涉及从听众众多的大课教学到一对一的门诊教学等许多场景，不管是设计一个复杂的课程还是准备一次教学查房，了解教学具体过程对于提高教学经验和能力都很有意义。本章节为临床教师具体描述了需求分析、制定总体目标和具体目标、选择最佳的教学方法、评估教学目标以及回顾评估结果等教学的完整过程。但是从课程目标到教学方法并不是从开始到终点的一条直线，而更像一个循环，通过评估不断改善课程和方法。最有创造性的教学需要不断对教学目标和方法进行再思考。在后续的章节中我们还会具体讨论如何改善教学方法。

（黄晓明译）

参 考 文 献

1. **Kern DE, Thomas PA, Hughes MT, eds.** Curriculum Development in Medical Education: A Six-Step Approach. 2nd ed. Baltimore: Johns Hopkins Univ Pr; 2009.
2. **Liaison Committee on Medical Education.** Functions and Structure of a Medical School. 2009. Accessed at www.lcme.org.
3. **Accreditation Council for Graduate Medical Education.** Common program requirements. Accessed at www.acgme.org.
4. **Accreditation Council for Continuing Medical Education.** Accreditation requirements. Accessed at www.accme.org.
5. **Pangaro L, ed.** Leadership Careers in Medical Education. Philadelphia: ACP Pr; 2010.
6. **Lipsett P, Kern DE.** Step 6: Evaluation and Feedback. Curriculum Development in Medical Education: A Stepwise Approach. Baltimore: Johns Hopkins Univ Pr; 2009.

7. **Thomas PA, Kern DE.** Internet resources for curriculum development in medical education: an annotated bibliography. J Gen Intern Med. 2004;19:599-605.
8. **Hundert EM, Hafferty F, Christakis D.** Characteristics of the informal curriculum and trainees' ethical choices. Acad Med. 1996;71:624-42.
9. **Littlewood S, Ypinazar V, Margolis SA, Scherpbier A, Spencer J, Dornan T.** Early practical experience and the social responsiveness of clinical education: systematic review. BMJ. 2005;331:387-91.
10. **Elnicki DM, van Londen J, Hemmer PA, Fagan M, Wong R.** U.S. and Canadian internal medicine clerkship directors' opinions about teaching procedural and interpretive skills to medical students. Acad Med. 2004;79:1108-13.
11. **Bloom BS.** Taxonomy of Educational Objectives: A Classification of Educational Objectives. Handbook 1: Cognitive Domain. New York: Longman; 1984.
12. **Anderson L, Krathwohl DR.** A Taxonomy for Learning, Teaching, and Assessing: A Revision of Bloom's Taxonomy of Educational Objectives. New York: Addison Wesley Longman; 2001.
13. **Cornuz J, Humair JP, Seematter L, Stoianov R, van Melle G, Stalder H, et al.** Efficacy of resident training in smoking cessation: a randomized, controlled trial of a program based on application of behavioral theory and practice with standardized patients. Ann Intern Med. 2002;136:429-37.
14. **Knowles M.** Androgagy in Action. San Francisco: Jossey-Bass; 1984.
15. **Schön D.** Educating the Reflective Practitioner. San Francisco: Jossey-Bass; 1987.
16. **Brookfield S.** Adult Learning: An Overview. International Encyclopedia of Education. Oxford, United Kingdom: Pergamon Pr; 1995.
17. **Rogers C.** Significant Learning in Therapy and Education. On Becoming a Person: A Therapist's View of Psychotherapy. Boston: Houghton-Mifflin; 1961:279-96.
18. **Mezirow J.** Transformative Dimensions of Adult Learning. San Francisco: Jossey-Bass; 1991.
19. **Wiese J, ed.** Teaching in the Hospital. Philadelphia: ACP Pr; 2010.
20. **Detsky AS.** The art of pimping. JAMA. 2009;301:1379-81.
21. **Wear D, Kokinova M, Keck-McNulty C, Aultman J.** Pimping: perspectives of 4th year medical students. Teach Learn Med. 2005;17:184-91.
22. **Baddeley AD, Hitch GJ.** Working Memory. In: Bower G, ed. The Psychology of Learning and Motivation in Research and Theory. New York: Academic Pr; 1974:47-89.
23. **Ende J, ed.** Theory and Practice of Teaching Medicine. Philadelphia: ACP Pr; 2010.
24. **Torre DM, Daley BJ, Sebastian JL, Elnicki DM.** Overview of current learning theories for medical educators. Am J Med. 2006;119:903-7.
25. **Chapman DM, Calhoun JG.** Validation of learning style measures: implications for medical education practice. Med Educ. 2006;40:576-83.
26. **Michaelsen L, Knight AB, Fink LD.** Team-Based Learning: A Transformative Use of Small Groups in College Teaching. Sterling, VA: Stylus; 2004.
27. **Miller GE.** The assessment of clinical skills/competence/performance. Acad Med. 1990;65:S63-7.
28. **Kassebaum DG, Eaglen RH.** Shortcomings in the evaluation of students' clinical skills and behaviors in medical school. Acad Med. 1999;74:842-9.
29. **Epstein RM, Dannefer EF, Nofziger AC, Hansen JT, Schultz SH, Jospe N, et al.** Comprehensive assessment of professional competence: the Rochester experiment. Teach Learn Med. 2004;16:186-96.
30. **Brown G, Manogue M.** AMEE Medical Education Guide No. 22: Refreshing lecturing: a guide for lecturers. Med Teach. 2001;23:231-244.

31. **Marin-Campos Y, Mendoza-Morales L, Navarro-Hernández JA.** Students' assessment of problems in a problem-based learning pharmacology course. Adv Health Sci Educ Theory Pract. 2004;9:299-307.

32. **O'Neill PA.** The role of basic sciences in a problem-based learning clinical curriculum. Med Educ. 2000;34:608-13.

33. **Wood DF.** Problem based learning. BMJ. 2003;326:328-30.

34. **Thompson BM, Schneider VF, Haidet P, Levine RE, McMahon KK, Perkowski LC, et al.** Team-based learning at ten medical schools: two years later. Med Educ. 2007;41:250-7.

35. **Kilminster S, Cottrell D, Grant J, Jolly B.** AMEE Guide No. 27: Effective educational and clinical supervision. Med Teach. 2007;29:2-19.

36. **Neher JO, Gordon KC, Meyer B, Stevens N.** A five-step "microskills" model of clinical teaching. J Am Board Fam Pract. 1992;5:419-24.

37. **Cruess RL.** Teaching professionalism: theory, principles, and practices. Clin Orthop Relat Res. 2006;449:177-85.

38. **Bosek MS, Li S, Hicks FD.** Working with standardized patients: a primer. Int J Nurs Educ Scholarsh. 2007;4:Article 16.

39. **Windish DM, Price EG, Clever SL, Magaziner JL, Thomas PA.** Teaching medical students the important connection between communication and clinical reasoning. J Gen Intern Med. 2005;20:1108-13.

40. **Francis N, Rollnick S, McCambridge J, Butler C, Lane C, Hood K.** When smokers are resistant to change: experimental analysis of the effect of patient resistance on practitioner behaviour. Addiction. 2005;100:1175-82.

41. **Ault MJ, Rosen BT, Ault B.** The use of tissue models for vascular access training. Phase I of the procedural patient safety initiative. J Gen Intern Med. 2006;21:514-7.

42. **Grantcharov TP, Reznick RK.** Teaching procedural skills. BMJ. 2008;336:1129-31.

43. **Feigelson S, Muller D.** "Writing About Medicine": an exercise in reflection at Mount Sinai (with five samples of student writing). Mt Sinai J Med. 2005;72:322-32.

44. **Westmoreland GR, Counsell SR, Sennour Y, Schubert CC, Frank KI, Wu J, et al.** Improving medical student attitudes toward older patients through a "council of elders" and reflective writing experience. J Am Geriatr Soc. 2009;57:315-20.

45. **Averill NJ, Sallee JM, Robinson JT, McFarlin JM, Montgomery AA, Burkhardt GA, et al.** A first-year community-based service learning elective: design, implementation, and reflection. Teach Learn Med. 2007;19:47-54.

46. **Farnill D, Hayes SC, Todisco J.** Interviewing skills: self-evaluation by medical students. Med Educ. 1997;31:122-7.

47. **Chisholm CD, Croskerry P.** A case study in medical error: the use of the portfolio entry. Acad Emerg Med. 2004;11:388-92.

48. **Hervada-Page M, Fayock KS, Sifri R, Markham FW Jr.** The home visit experience: a medical student's perspective. Care Manag J. 2007;8:206-10.

49. **Bruner J.** The Process of Education. 2nd ed. Cambridge, MA: Harvard Univ Pr; 1977.

50. **Bandura A.** Social Learning Theory. New York: General Learning Pr; 1977.

51. **Stern DT, Cohen JJ, Bruder A, Packer B, Sole A.** Teaching humanism. Perspect Biol Med. 2008;51:495-507.

第 **3** 章

演讲的技巧：让您的下一次讲课更精彩

Scott C.Litin，MD，MACP

Jack Ende，MD，MACP

要点：

- 讲课/演讲是一种很有效的教学手段，在很多情况下仍不失为一种很好的选择。
- 准备演讲时需要目的性明确，要能满足听众的需求，即了解他们想知道什么或需要知道什么，而不是你想告诉他们什么。
- 演讲的开场要能吸引听众，内容重点突出，结尾强而有力。
- 演讲者要注意讲课现场效果，把这看作是一场表演：微笑、热情、适时停顿、用故事和图文说明你的观点。当听众从课堂学到的东西和用阅读等其他方式学到的不同时，要学会欣赏听众的不同意见。
- 练习是非常有用的，比如大声练习，这会让你的下次讲课比上一次更好。

医生经常要给同事、学生、住院医生、公众甚至患者讲课或作演讲。尽管演讲的场合不同，需要的技巧却非常类似。第二章中已经阐明了讲座这种教学方法所适合的教学目标，并将其与其他教学方法，如研讨会、培训班、病例讨论等做比较。本章将重点讲述如何准备和进行有效的演讲。这种传统的方法并未像许多教育理论家所预言的那样——"被遗忘在历史的墓地里"，被那些以学习者为中心、更少说教的方法所取代；相反，它仍然存在。作为介绍知识的方法，当所介绍的概念复杂或相互的关联因素并非一目了然时，或引入其他的视角或观点时，或示范某种态度时，或鼓励思考时，效果良好的讲座会是很好的一种方式。另外，在医学院，讲座或演讲具有社会功能，不管是进行科室大查房、介绍访问教授还是提供医学继续教育，讲座这种方式已经深入人心。

　　教师的声望与他们是否能成为一个成功的演讲者密切相关。的确，演讲对大多数医学院的专业教师至关重要，职业成功与否取决于他们如何在同事、学生、患者和公众面前表达自己和传递信息。另外，通过促进他人的学习，好的演讲者能从整体上提升职业的有效性。

　　本章介绍了组织和进行演讲的方法，突出其中的策略和技巧，帮助你把课上得越来越好。内容分四部分，前三部分是：①如何组织演讲的内容，即明确对听众来说什么内容重要；②如何表现自己，因为成功的演讲很大程度上取决于演讲者的表现；③如何最有效地运用视听技术，比如PPT。第四部分是实用的窍门和隽语，是对上述内容的总结。本章中，"报告"、"讲座"、"演讲"这些词语是可互换使用的。本章的建议来自个人经验，源于倾听和评价1000次以上的讲座和对成千上万张针对讲者的医学继续教育评价表及教育文献的复习和总结。

❖ 如何组织演讲内容

　　如框图3-1所示，在开始准备演讲前，报告者需要考虑一系列问题。在回答"什么"（"我要讲什么内容?"）、"谁"（"听众是谁?"）、"如何"（"我如何讲?"）等问题之前，成功的演讲者最需要回答的问题是"为什么?"。"为什么"问的是"为什么他们（课程负责人、住院医生项目负责人、系主任、美国内科医师协会项目计划委员会或我10年前的同事）要我讲这个话题?"这对于如何准备和进行演讲至关重要，但这个重要问题常常被忽略。如果演讲是课程的一部分，演讲者需要了解课程之前和之后的部分；如果是某一系列的一部分，需了解组织者的意图是什么；如果演讲者是受邀的客座讲者，他（她）的主要目标是带给大家一个引人入胜的教学时刻，并希望再次受到邀请。演讲的原因可以各不相同，关键是不要猜测。演讲者需要了解为什么要做这个演讲，为什么受邀的是他/她来做这个特定的演讲。了解这些之后才需要考虑演讲的预期结果、内容、形式和风格。

和"为什么"相关问题的是"谁"。听众是谁？关于演讲的话题他们了解多少？有什么偏倚？他们需要知道什么？老师可能下意识地受"填鸭"理念的影响，认为学生的头脑像空空如也的鸭肚子一样等待知识填充进来，被填充的东西越多，演讲就越有价值。但其实，简单地填充是错误的。演讲者应该从听众对此话题已了解的知识框架入手，对知识进行进一步深入发展、改造，甚至重建。

在了解了"为什么演讲"、"听众是谁"、"听众的需求是什么"后，演讲者才能更好地处理演讲内容问题，即"演讲应该包括什么样的信息"。一个有用的经验法则是40分钟的演讲最好不超过3~5个要点。有限的几个要点帮助勾勒出演讲的轮廓。如果不加控制，演讲者很容易在一次演讲中堆积过多内容导致信息超载，而其实，把重点限制为3到5个最关键的问题可以让演讲更有趣和引人入胜。演讲开始时可以先预告一下重点，在中途具体展开，然后在结尾时进行总结。尽管有点老生常谈，古老的谚语"先告诉他们接下来要讲什么，然后告诉他们，最后告诉他们已经讲了什么"仍然是有益的建议。

类似的谚语"在结尾时开始，在开始时结束"告诉演讲者什么是一个良好的组织结构，帮助他们准备大纲和进行演讲。从重点出发，选择合适的例子，使用合适的信息、插图、图表等等来帮助听众领会要点，越有针对性的引用、轶闻和故事越能帮听众理解。最后演讲者还需要事先考虑要点的顺序和如何过渡。

框图 3-1 组织演讲内容需要回答的几个问题

▶ 为什么要进行此次演讲？

▶ 通过这次演讲我希望达到什么目标？

▶ 学生已经了解和还需要了解的内容是什么？

▶ 演讲的重点是什么（3~5个要点）？

▶ 如何支持、证明、阐明我的观点？

▶ 如何确保听众跟上我的思路？

▶ 如何开场？

▶ 如何结尾？

❖ 如何进行演讲，如何更好地表现自己

外表很重要，尤其演讲者是来自外院校的客人时，服饰、举止和姿势都很重要。同样重要的是演讲者的活力和热情。充满活力地跃上讲台，面带微笑，有责任感，这些都给人良好的第一印象。相反，紧张地溜到讲台边，表现惊慌，边磕磕巴巴地道歉边介绍自己，这些则传递给听众完全不同的第一印象。不管个人风格如何，热情和负责总是被期待而不会有错的。

除了以上所说的，体会书面交流和语言交流的差异也很重要。在阅读时，读者可以随时返回、检查、更新阅读中遇到的复杂要点，按他们自己的速度查看图片，甚至记下某一章节，但演讲中听众则不能做这些。因此演讲者有意识地和听众交流，这很重要，如提供一些资料、按听众能跟上的速度调整演讲进度等。中途增加适当的言语或幻灯标记，如"现在我们讲的是；我们将要讲的是"等类似的言语或幻灯可以唤起听众的注意力。

演讲是一种表演。不要过于随意让你的演讲变成聊天。"做你自己"永远是对的，但要记住做的是最专业的自己。类似的问题是：应该背诵讲稿还是念讲稿？对！演讲是表演，不是照本宣科，就像那些雄辩的总统进行演说一样。针对医学听众的演讲又有何不同呢？医学演讲的目标往往只是让几百人听到，不像总统演说那样需要传播到整个自由世界，所以医学演讲更适合"讲"而不是"念"。最好的演说保留着日常谈话的语调，又比日常谈话有更好的组织。照本宣科的演讲让人感觉呆板，听众会觉得听讲者念稿子还不如自己阅读讲稿。当演讲者把脸埋在讲稿后面或者把脸转向屏幕，他和听众的目光交流肯定会受到影响。尽管优秀的演说家可以通过朗读事先准备好的讲稿唤醒听众，对于其他大部分人来说，摆脱讲稿的表演来得更有效。

❖ 如何利用视听器材

有效使用麦克风

领夹式麦克风使用起来更舒适。这种类型的麦克风，电源固定在

腰带上，细线连接的麦克风可以固定在领带、上衣或翻领上。这让讲者可以离开讲台，展示肢体语言，更好地与听众交流。不过佩戴领夹式麦克风时注意电源不要靠近手机或呼机，因为即使它们在静音震动状态，工作的呼机或者手机会对领夹式麦克风造成电流干扰，使扬声器系统产生刺耳的静电噪音。因此当演讲时最好关掉身上的手机或呼机，当然不随身携带更好。女性使用领夹式麦克风时最好穿着方便让麦克风固定在靠近中间部位的衣服（男士的优势是可以固定在领带上）。女士也应该留心长发或者围巾划过麦克风表面造成的物理干扰，因为这些摩擦会产生不舒服的摩擦噪音，干扰听众的注意力。

PowerPoint 问题

在 21 世纪，演讲中使用 PowerPoint 已经成为常规。PowerPoint 经常能给演讲添彩，但有时也会起相反的作用。使用 PowerPoint 演讲时最常被听众诟病的有以下几点：

- 演讲者逐字逐句朗读幻灯。
- 演讲者面对投影屏幕朗读幻灯或只盯着计算机屏幕，不与听众进行眼神交流。
- 幻灯上信息量太多。准备幻灯时牢记"6"字规则：每张幻灯不要超过 6 个重要的信息点，每行不要超过 6 个字。
- 幻灯上出现整句话，或者更糟糕的是粘贴过来的整段话。

PowerPoint 幻灯片的背景很重要。避免使用背景图案，因为它们非常干扰注意力使内容难以阅读。选用的背景颜色应清晰可辨且不易使观众分神。推荐使用蓝色背景，白色文本，用黄色强调，这样更悦目易读。红色和绿色尽管在电脑屏幕上看着不错，但对多数观众来说，即便是非色盲者，放到投影上可能就会有一定问题。许多演讲者习惯用红色强调幻灯上重要的字，但实际上红字常常没有起到突出作用反而使文字更不醒目，影响读者阅读。

字体方面也有一定的讲究，一般标题可以用 36~44 号，正文用 24~32 号，这样方便观众阅读且不至于使幻灯的内容过多。无衬线字体如 Arial 或 Helvetica 对观众来说看得更清楚，而衬线字体如 Times New Roman 会使字母出现多余的投射或者修饰，不利于读者辨认。避免全部使用大写字母，那样会让听众阅读困难。强调文本中的某些词语时可以使用大写字母，也可以用颜色（黄色）强调。

自定义动画中的运动、旋转和飞翔文本会分散听众的注意力，应该尽量少使用。而当一张幻灯有多个内容需要讨论时，自定义动画中的"出现"功能很有用，它可以让每个讨论点按顺序逐条出现，有助于把听众的注意力集中到你强调的每个点上，防止他们提前阅读幻灯的下一条内容。

最后，记住演讲时不要使用过于复杂的表格。我们经常听到演讲者会说"对不起，下面的表格有点复杂"，这样的声明和随后的幻灯往往让听众不知所措。如果这样还不如不用它。

演讲者常常不自主地用激光笔持续围绕 PowerPoint 上的词语或句子，这称为"激光飞蛾"现象，要注意避免。其实我们不需要用激光笔指着幻灯上的词语，可以让听众自己阅读。激光笔可用于指出 X 线片或照片上的特殊区域，而对于幻灯上的文字则不需要。

老师们经常会问，一个 40 分钟的演讲用多少张幻灯合适。这个问题没有正确答案，但大多数专家认为越少越好。常规来说，只使用能阐明演讲结构和强调关键点所必需的幻灯。记住，幻灯的目的不是作为演讲用的讲稿，它是演讲者和听众的一种提示，提示他们这是讨论的重点。优秀的演讲者会审慎地使用幻灯，更多地通过例子、故事和病例让演讲令人难忘。

❖ 演讲的 10 个技巧

有经验的演讲者建议演讲必须结构清晰，就像路径图，不仅要显示目的地，还要标明目前所在的位置。可以应用卡通、图表、数字和首字母缩略词等显示演讲结构，例如"糖尿病内科医师应知应会的 5 件事"、"房颤最常问的 7 大问题"。大家特别喜欢用的还有"10 大排行榜"，就像大卫·莱特曼①的"10 大排行榜"，是很吸引人的组织

---

① 大卫·莱特曼（Dave Letterman）是美国 CBS 电视台的著名脱口秀节目主持人，他主持的深夜秀对时事热点进行幽默的评论，该节目最著名的环节是"10 大排行榜"。每期选择一个话题，列出 10 个搞笑的语句，从第 10 名排到第 1 名。

结构。下面的"10 个排行榜"总结了本章的要点，进一步介绍了至理名言，让你的下一次演讲更精彩。

技巧 10. 关注听众的需求

对于演讲者而言，最重要的是确定演讲的内容，了解听众想知道什么、需要知道什么。许多老师常犯的错误是讲课时向听众灌输大量自己感兴趣的内容，而没有考虑学生的兴趣。最重要的原则是讲者要考虑对于这个主题，听众想了解什么或者需要了解什么。

技巧 9. 确定自己的演讲目标

在准备演讲时，演讲者应该明确通过演讲自己希望达到的目标。例如可以把目标设定为下列中的一个或多个，教育、激励还是娱乐听众。如果可能的话，可以把这些列在开始的幻灯片里，就像本章开始的导语中主要介绍了本章的目的。需要注意的是，演讲的主题、标题（应该有鼓动性，引人注意）和目的（目标）之间还是存在差异的。

技巧 8. 从开始就吸引听众

在演讲开始时，听众会想"演讲的内容是什么？谁会关注这些？我能从中学到什么？"。如果演讲者在一开始就回答了听众的这些问题，听众就成功"上钩"了，他们会希望听到更多的内容。

下面是一个成功演讲开场白的范例："如果我们在接下来的 40 分钟里保持互动，我承诺你们将会学到一些策略和技巧，让你们的下一次演讲更精彩。为什么演讲对于作为老师的我们很重要呢？因为成功的教学很大程度上依赖于我们在同事、学生、患者以及公众面前展现自己的方式"。

技巧 7. 让演讲简洁及有趣

当有力的开场白成功地让听众"上钩"后，你需要让鱼儿一直咬住钩，拉紧你的鱼线。

你可能是这个领域的专家，你可能对此领域的每个细节都充满热情和激情。但是，你的听众不想也不需要知道所有的细节，因此，减少你的演讲内容，精简关键信息。记住 18 世纪著名法国作家伏尔泰的名言，"成为一个令人讨厌的人的秘诀就是把一切都讲出来"，这句话非常适用于当今的公开演讲。

演讲的主体应该只强调有限的几点内容。尽管许多演讲者在 40 分钟的演讲中用一个又一个的信息淹没听众，但听众只可能记住有限的几个。相反他们更有可能记住你讲的故事，这也是为什么病例讨论（故事）能吸引听众的注意力并有效地进行教学。如果你通过几个病例呈现教学点，你的听众会更留心，因此也会记住更多的关键点。

技巧 6. 结尾有力

有个有力的结尾非常重要。与演讲的其他部分相比听众更容易记住总结部分，因此不要浪费这个绝好的机会。"噢，这是我的最后一张幻灯，演讲到此结束"，这显然不是一个好的结尾。你要向听众强调"接下来是总结"来吸引听众的注意力，并让他们明白接下来的内容非常重要。常用的结束语是"如果今天的演讲你只能记住三句话，请记住以下内容……"。结尾需要和开始相呼应，如再一次回顾关键要点；解码一个神秘的标题；回答演讲开始提出的设问。无论采取何种方法，结尾应该是明确的。如果把演讲看作是一顿思考的正餐，那毫无疑问结尾就像餐后甜点那样必不可少。

技巧 5. 把控时间

对听众来说，没有什么比演讲者超时更讨厌的了。如果预先不练习我们很难确切地知道这次演讲具体需要多长时间。练习应该用实际演讲时的语速大声进行，不要只是看着幻灯静音练习，这样无法精确得知演讲的时间，因为静音彩排花费的时间比实际大声演讲时需要的少。因此，预先大声地练习很有用。

技巧 4. 关注演讲风格

你的演讲风格决定了你的演讲是令人难忘还是被人遗忘。一件很重要的事情是提早到达开会地点做准备，比如调整电脑的位置，保证你在演讲时面向听众，而不需要转向屏幕以看到幻灯。提早到达可以确保一切工作正常（例如电脑、幻灯、麦克风等）进展顺利，让演讲时不至于遇到尴尬的意外。演讲时要确保语速合适，易于理解。很多演讲者的语速实在太快，对于太快的语速听众往往来不及反应，不容易集中注意力。要知道，当人们听演讲时，通常会同时干几件事或时不时地开开小差，想想其他的事情。只有演讲者速度缓慢而合适，听众才可能保持关注，倾听演讲。如果演讲者的语速很快，听众常常不太可能跟上飞速即逝的信息，最终放弃。因此保持缓慢和合适的语速非常重要。

演讲者应该记住的另一个关键点是在演讲过程中恰当使用暂停。暂停有几个目的：让听众有短暂的休息；让讲者有时间思考下一步的内容以及如何精确地表达；它还是替代不专业和分散注意力的语气词（如"嗯"和"啊"）的良方。很多演讲者在思考下一步的内容或想法时喜欢使用"嗯""啊"之类的语气词作为过渡，暂停（短时间不说话）会帮助你改掉这个分散注意力的习惯。对讲者而言，短暂的暂停似乎像是永恒的沉默，但其实对于听众而言这仅是短暂的休息。

技巧 3. 除了语言还需要有动作

这是医疗专业人士最难接受的观念之一。其实让你的演讲成为表演，不需要穿戏装、讲笑话或跳踢踏舞，使用一些技巧增进你和听众的交流是非常重要的。其中最重要的技巧之一就是微笑。听众希望演讲者成功，希望和讲者有交流，讲者在演讲中适当微笑有助于实现这一点。但遗憾的是演讲过程中讲者全神贯注于细节和内容时表情常常是皱眉而非微笑，这切断了和听众的联系，让讲者显得不易接近。

听众喜欢听故事和看图片，医生听众也一样。他们感兴趣的是你亲身经历和你为什么对演讲的话题产生兴趣的故事，他们对病例或病人的故事特别感兴趣。

接近听众的另一种方式是你对演讲话题表现出的激情和热情。没有什么比不带感情、声音又轻又单调的演讲者更让听众厌倦的了。了解听众如何看待你的最好办法是观看自己演讲的录像。尽管想想都会感到紧张，但我们保证这会是你经历的最有用的学习经验之一。

记住，听众是为了某些教学目的来听你的演讲，但他们同时也想有所享受。你可以通过幽默、图片、录像、病例或分享与患者之间难忘的互动来引起听众的兴趣。牢记你的演讲的教学目的，但教学目的可以通过你的微笑、热情、故事和图片来实现，让你的演讲更难忘。这称为"寓教于乐"。

如果幽默是你性格的一部分，在演讲时不要吝啬使用它。如果你的性格不幽默，也不需要刻意地使用它。要注意恰当地使用幽默感。有一种很好的幽默是自嘲，当老师开自己的玩笑时，他们显得真实而谦虚，有助于增进他们与听众的关系。有时台上的讲者会对可能坐在观众席上的其他讲者或朋友开个玩笑，但这可能并不一定能产生好的效果，反而会显得讲者心胸狭窄，虽然这当然不是演讲者的本意。所以要小心使用幽默感。

技巧2. 学会如何应对紧张

公开演讲是人类的最大恐惧之一。说句玩笑话，在葬礼上，大多数人宁愿待在棺材里也不愿当众发表悼文。因此，其实大多数人都会承认在重大演讲前感觉紧张，只是很多人的焦虑并没有表现出来。录像能揭示这一点，不信你可以通过录像观察你自己。即使那些说自己很紧张的人表现出来的也比他们自己感受的要更平静和成功。那些很紧张的新手当他们看录像回放时，都承认他们的紧张在录像中并没有显现出来。当紧张时，人的副交感神经兴奋，会感觉口干，这让声音沙哑，干扰音量和发音。因此，演讲前充分补水很有道理，如果需要可以在讲台上放杯水。

技巧1. 练习，练习，再练习

医生应该抓住一切机会使用本章提到的技巧进行演讲并预先练习。练习得越多，演讲会越精彩。

最后，找一个值得信赖的同事或导师，在实际演讲前倾听你的演讲，提出建设性的批评意见，这会对你很有帮助。坦诚地听取建设性的批评意见和观看自己演讲的录像都是最有价值的学习经验。

❖ 小结

本章的目的是让你学习医学演讲时所需的专业技巧，利用这些技巧改进你今后的演讲，激励你在今后的演讲中应用这些技巧，提高自我评价及评价他人演讲技巧的能力。

如果本章你只记得三件事，请记住：满足听众的需要（回答为什么、谁和什么问题）、组织演讲内容（引人入胜的开头、为数有限的教学点和强有力的结尾）、让演讲成为表演（通过微笑和热情吸引你的听众）。记住这些简单的技巧，你的下一次演讲一定会比这次更精彩！

（黄程锦译　黄晓明校）

参 考 文 献

1. **Brookfield S.** The Skillful Teacher. San Francisco: Jossey-Bass; 2006:97-114.
2. **Brown G, Manogue M.** AMEE Medical Education Guide No. 22: Refreshing lecturing: a guide for lecturers. Med Teach. 2001;23:231-244.
3. **Collins J.** Education techniques for lifelong learning: giving a PowerPoint presentation: the art of communicating effectively. Radiographics. 2004;24:1185-92.
4. **Collins J, Mullan BF, Holbert JM.** Evaluation of speakers at a National Radiology Continuing Medical Education Course. Med Educ Online. 2002;7:17.
5. **Copeland HL, Longworth DL, Hewson MG, Stoller JK.** Successful lecturing: a prospective study to validate attributes of the effective medical lecture. J Gen Intern Med. 2000;15:366-71.
6. **Gelula MH.** Effective lecture presentation skills. Surg Neurol. 1997;47:201-4.
7. **Harden RM.** Death by PowerPoint—the need for a "fidget index." Med Teach. 2008; 30:833-5.
8. **Reynolds G.** Presentation Zen: Simple Ideas on Presentation Design and Delivery. Berkeley, CA: New Riders; 2007.
9. **St. James D, Spiro H.** Writing and Speaking for Excellence: A Guide for Physicians. Sudbury, MA: Jones & Bartlett; 1996.

第 **4** 章

如何促进小组讨论

Karen Mann，PhD

Paul O'Neill，MBChB，MD，FRCP（London）

要点：

- 在临床中应用小组讨论进行教学和学习的机会很多，这种形式既可以很正式，也可以是非正式的，适用于不同水平的学生。

- 小组学习让临床教师能以学生为中心，了解学生如何在进步，不仅在学生个人层面同时也在团队层面促进知识和能力的提高。

- 通过小组讨论和学习，有助于学生在自身学习、小组工作和帮助同伴学习的过程中承担责任。

- 有效的小组教学可以让教师根据教学场景和学生需求而承担不同角色。实际上，甚至在同一次活动中，教师的角色都可能有所变化。

- 通过在小组中讨论他们对患者的经验，学生既可以从自身经验中学习，也可以从同伴的经验中学习。这促进他们将课堂上所学与临床中所学相结合，同时也使他们在积累大量病例的同时构建丰富的知识基础。

- 如同所有临床学习，小组学习也是通过角色榜样进行教学的绝佳场景。价值观、态度、医患关系、与同事的关系、思考临床问题的方式等等，都可以通过小组学习学到。

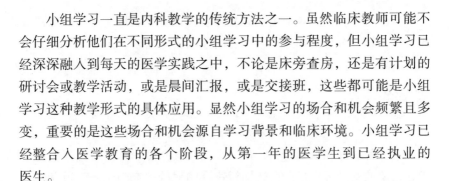

小组学习一直是内科教学的传统方法之一。虽然临床教师可能不会仔细分析他们在不同形式的小组学习中的参与程度，但小组学习已经深深融入到每天的医学实践之中，不论是床旁查房，还是有计划的研讨会或教学活动，或是晨间汇报，或是交接班，这些都可能是小组学习这种教学形式的具体应用。显然小组学习的场合和机会频繁且多变，重要的是这些场合和机会源自学习背景和临床环境。小组学习已经整合入医学教育的各个阶段，从第一年的医学生到已经执业的医生。

人们已经深入研究了小组学习的益处，其中包括：主动学习的机会，医学生能参与其中，并通过学习塑造自己；更好的师生互动；在学习中与他人协作，分享各自的学习经验；学习、沟通、社会互动、团队协作及表达等全方位能力的提高（1）。

小组学习对于教师而言也有诸多益处。例如，熊谷等人发现（2），参加心理社会话题小组讨论的教师认为，这种教学形式同时也促进了教师自身的成长，激发了教师对病患照护和教学的兴趣。这似乎既和对这些教学话题的反思有关，也和小组讨论增进师生关系有关。

用来描述教师在小组学习中的角色的词汇有很多，包括辅导员、指导、导师或促进者。本章囊括了所有这些角色，但是重点关注教师作为学习的促进者这一角色。促进是一项复杂的行为，像所有教学策略一样，需要一系列方法、认识和技巧来达到帮助小组成员学习的目的。本章的目的就是阐述和讨论这些方法、认识和技巧，以帮助教师在内科学教学中应用和发展小组学习这种教学形式。

本章借鉴了已有的文献和证据，提出了教学最佳实践。本章的目的并不在于提供原始研究的综述、分析或参考文献，不过本章的确结合相关研究来支持所推荐的方法，反映了循证思维的日益壮大。

本章首先描述了一些在临床中常见的现象，然后提出临床中使用小组教学的常见场景，紧接着涉及了一些可在这些教学场景中应用的学习原理。本章还探讨了教师的教学观点的重要性，以及教师可能应用到的不同方法。

本章建立在一系列教学场景之上，这些场景基于教师多年的临床教学实践经验。应用这些场景来阐述促进小组学习和讨论的主要难题，分析这些难题，并提出临床教师解决这些难题可能用到的方法和建议。小结部分提出促进小组学习的原则，指导教师在这方面进步。

❖ 新的观点

学习可以从互不相同却相辅相成的角度来理解，从内在角度看，学习是一种心理和认知行为，从外在的社会角度看，学习是通过与他人和环境的互动来实现的。近期对这一领域的研究强调了学习背景的重要性和以学生为中心的方法的优点（3）。

医学教育者们开始关注学习背景和社会文化问题的重要性（4，5），这些已经在"临床教学"丛书之《临床教学的理论与实践》（6）的第一、二章中讨论过。从这个角度而言，学生在参加专业小组工作或社团工作（也就是"社会实践"）（3，4，7）中参与了社会化过程，发展了他们的专业身份，并获取了知识和技能。这一观点的重点在于，任何教学和学习的策略都和当时的背景紧密相关。一旦讲明，这一观点对于临床教师来说不难理解，但在计划或分析临床小组学习时，这却常常是未被充分考虑到的隐藏因素。

其次要重点强调的是关注学生。医学教育者越来越认识到教学方式应该从以教师为中心转为以学生为中心（见《临床教学的理论与实践》第三章［6］）。实际上，这意味着我们的角色已从关注自身教学向促进学生学习转变。这并不是削弱了我们作为教师的重要性，相反，却提供了重新思考教学方法的另一种思路，那就是如何帮助和支持学生。

临床中的教和学可以有不同的方式。教学可以是刻意的、有计划的，例如，教师根据计划针对某个特定疾病进行教学或者演示某种实践技能。教学也可以是没有预先计划、非正式的，在临床教师、团队成员和患者之间的互动之中随时都可能发生教学瞬间。观察环境中的其他人，观察他们如何工作，这同样也是一种学习。

最后，任何背景下的学习都可能是显性的，即学生意识到他们在学习；也可能是隐性的，即学生并未意识到他们已经学习了。有时这两种学习是可以同时发生的。例如，三名学生组成的小组跟随一名内科医师在门诊工作，内科医师可能直接给他们讲授心衰或演示如何测颈静脉压，同时，学生们也很可能在与医生和患者的互动中以及与他人的讨论中潜移默化地学习。

❖ 学习背景

内科学的学习可以发生在不同的场景中。表4-1列出了部分场景，同时对如何考虑教学目的及临床教师的不同作用给出了相应的建议。无论事前是否有准备，任何场景下教师都会希望促进小组讨论。表中所采用的正式或非正式的权重（用"+"号表示），针对的是教学的结构，而不是学习的收获。

这些小组学习情况的复杂性并不单纯是因为背景或临床教师角色的不同，也和小组成员的多变有关。一个小组的学生可能水平相同（如都是高年住院医师），也可能水平参差不齐（如病房的医疗团队）。此外，小组可能是临时组建的，也可能是长期或持续存在的。在某些背景下，教师甚至会发现他们在促进一个涉及到跨专业小组或团队的讨论。

表4-1 临床实际环境中的小组教学背景举例 *

定义	正式	非正式	学生数	临床教师的角色	注 解
患者转科讨论	++	+	2~6	临床医师；鼓励学生参与；听取学生汇报	主要考虑患者利益；学生的主要学习经验来自非正式的隐含信息
晨间汇报	++	++	12~20	临床医师；学生的资源	既对患者照护有益，也有益于学习
病房查房	++	++	2~6	临床医师；鼓励学生参与；听取学生汇报	主要考虑患者利益；学生的主要学习经验来自非正式的隐含信息
大查房	+++	+	10~20	教师；临床专家；学生参与程度有限	组织结构严密，主要受讲者控制，但也有小组学习机会
门诊	+	+++	2~4	临床医师；鼓励参与；听取汇报	主要考虑患者利益；灵活学习，"来什么学什么"

续　表

定义	正式	非正式	学生数	临床教师的角色	注　解
研讨会	++	++	6~14	促进者；鼓励学生参与；临床教师	通常由教师掌控；小组互动和督导学习的好机会
临床操作（如内镜）	+	+++	2~3	临床医师；鼓励学生参与；听取汇报	主要关注操作；学生通过观察、实践和反馈学习
课题汇报	+++	+	4~8	促进者；临床专家	学生个人或作为小组汇报临床问题

　　*教师在上述任何背景下都可以担任评价者角色。加号代表教学活动的结构，而不代表学习掌握的程度。

❖ 小组学习的重要教学方法

　　教师在准备和指导小组讨论时，有多种学习方法可供参考，包括主动学习、合作学习、批判性反思、促进转换和应用、扮演不同角色以及通过参与学习。以下逐一讲述。

主动学习

　　小组成员一起学习能促使学生主动学习。学生通过提问和回答问题、分享自己的经验和信息、并将自己所学与临床经验相结合等方式主动积极学习知识。通过这些过程，学生能更好地将自己已经掌握的知识与正在学习的知识相联系，这被称为知识"加工（elaboration）"（8）。

合作学习

　　合作学习包含几个促进有效学习的要素（9，10）。其中学习动力起到了很重要的作用，有效的合作能提高学生对某个话题潜在的兴趣。一些研究认为无计划随意的讨论会降低学习动力（10）。
　　凝聚力也很重要。指导教师应促进增强凝聚力以提高小组成员的学习及相互信任。在小组学习如何更有效地合作的过程中，合作学习也在不断成长。最后，合作学习向每一个人提供了向小组其他成员学习，拓展自身的良好机会。有研究报告，学生认为合作学习催生出了最有驱动力的学习环境（11）。

批判性反思

批判性反思可以在几方面帮助学习。首先，反思能构建知识。将新知识整合到已有知识中，是构建丰富实用的知识结构的一个重要方面。越来越多的证据表明，批判性反思是一种有效的学习方法，它能促进新信息和技能的整合，促进更深入的学习（12）。其次，反思是从经验中有效学习的重要行为。通过审视经验的方方面面，包括认知、情绪或情感，学生能吸取到对未来有用的新知识。反思还能够帮助学生理解医学的更广阔层面，比如教学中尤其重要的关于价值、态度和职业精神的方面。反思常常被认为主要是一种个人行为，其实小组也可以提供反思的机会，相互分享所学到的，同时明确还需要进一步学习的地方（13，14）。

促进知识的转化和应用

临床教师一直在考虑的问题就是如何提高学生的能力，如何将课堂知识应用到临床实践中，如何将从一个患者身上学到的知识应用到其他患者身上。以下方法能促进知识的转化和应用，比如利用学生自身的经验，让学生主动将基础知识应用到临床实践中。奥尼尔等人（15）发现学生能用自己的临床经验详细阐述课堂所学。

扮演不同角色

小组主持人的角色是多面性的。常见的几种角色如辅导员、故意唱反调的人、顾问、教练或中立的主持（16）。主持人在小组中的角色可以随着时间的推移而转变，甚至同一次教学活动中也可能发生变换。临床教师可能在教学活动开始时扮演教练或导师的角色，与小组探讨他们对于某个临床问题的理解，或者他们对某个患者会诊过程的反思。然后他/她可能转换为辅导员的角色，继续向学生提供将来如何解决临床难题的思路以及关于治疗的细节知识。当主持人长期带教一个小组时，他/她在开始时可能更多地扮演领导者的角色，而随着时间的推移，专家角色逐渐淡化，他/她为加深理解会更多地扮演教练或伙伴的角色。

通过参与学习

小组学习能让学生通过讨论参与、理解并获得内科学相关技能和解决问题的方法。当他们在小组中参与学习时，学生能观察教师解决问题的方法，并在自己思考和讨论时尝试这些方法，他们不仅学到了"如何做"，还学到了"如何思考"。此外，在许多非正式临床场合，学生们观察到临床教师演示的这些方法，然后他们在小组中一起反思，或独自反思，最后，通过小组参与，学生不断观察，逐渐形成关于职业态度、与同事和教师的关系以及对待患者的态度等更深层次的价值观（17-19）。

❖ 教师对教学的看法

我们每个人都有自己的价值观和对教学的信念，潜移默化地影响着我们的教学方式。这些价值观和我们从正规或非正规渠道学到的教学知识之间发生着相互作用，也和我们作为教师及学生的经验之间发生着相互作用。普拉特（20）提出了一种非常有用的方式来思考我们对教学的定位，称作"教学观点（teaching perspectives）"，其中包括：传输知识（transmission）、学徒制度（apprenticeship）、促进成长（developmental）、培养扶植（nurturing）和社会改革（social reform）（表4-2）。大多数教师持有一种主要观点及一到两种次要观点。虽然我们大多数人的某些观点可能更为凸现，但事实上每一种观点都或多或少地在临床教学中得到了体现。详细资料可从以下网站获取：www.teachingperspectives.com。

表4-2 五项教学观点总结

观点	定 义
传输知识	教师有非常强的转化知识的能力，他们对于自己作为教师的认识与他们对教学内容的掌握程度（也即作为临床专家）两者高度一致。在此观点下临床教学所遵循的是，教师的目标是让学生理解与教科书紧密结合的医学知识。
学徒制度	教师以传授职业规范为导向；临床教师重点强调期望的临床实践行为，以及如何在特定临床背景中应用知识和技能。
促进成长	教师努力致力于以学生为中心的教学方法。临床教师努力使学生的所学建立在自己已知的知识基础之上，并使学生能够处理越来越复杂的临床难题和环境。
培养扶植	这个观点结合了认知和情感方面，重点强调将学生作为一个整体的人来支持。临床教师以学生的反应和感受为导向，允许学生犯错误，创造一个支持性的学习环境来鼓励他们学习。
社会改革	教师除了致力于每个学生的需求，还努力致力于在社会中变革。临床教师希望提高医疗保健并降低社会不公，鼓励学生意识到社会正义需要加强的地方，成为改革的先驱。

数据来源：Pratt DD. Five perspectives on teaching in adult education. Malabar, FL：Krieger；1998.

❖ 解决小组教学难点的若干技巧：6个场景案例

如前所述，临床教师可以采用不同的小组带教方式。以下是几个内科小组教学的场景案例，附带了在相应场景下如何带教的建议。表4-3总结了这些场景的教学难点和涉及的学生，各场景的教学难点会有重复。

表4-3 场景举例和教学难点

场景	教学难点	学生小组
场景1	学生主动参与学习 以学生为中心 了解学生水平 利用学生自己的病例教学 促进知识转化 与学生保持长期联系	高年级医学生

续　表

场景	教学难点	学生小组
场景2	用现有的患者进行教学	低年级医学生
	建立小组讨论的教学目标	
	带教众多学生	
	利用专家门诊	
	处理教学中的严重突发事件	
	树立榜样	
场景3	平衡临床专家和小组主持人角色	低年和高年住院医师
	促进技能提高	
	鼓励批判性思考	
	带教不同层次的学生	
场景4	带领小组讨论	住院医师和高年级医学生
	分析小组表现和个人贡献	
	处理小组矛盾或不和谐	
场景5	建立新的小组目标	高年级医学生
	通过项目促进更深入的小组学习	
	围绕项目汇报来领导讨论	
场景6	面对多种职责的教学	所有水平的医学生

场景1

你是一家小医院的主治医师，已有约10年带教医学生的经验。总体来说，你比较享受教学，但有时候你感觉学生往往很被动，总是期待"被教学"。不过，学生对你的评价一贯很正面。下周，你将带教一组新的高年级医学生，共4人，他们会跟随你在内科门诊轮转4周。通常，你习惯每周1次在门诊之后与整个小组交流几个小时，你一般会挑选一名当天上午接诊的患者，带领学生们问诊、查体，讨论诊断和鉴别诊断，并制定治疗方案。

最近本科生教学项目有了新的变化，更强调以学生为中心的学习。你有了如下几个疑问：

- 新来的学生仍然希望老师"教他们"，还是会比以前的学生更主动？
- 你的教学计划是否适应新的教学项目？
- 如何使新来的学生参加到讨论之中？
- 有无其他方式可以提高他们的参与度？

场景 1 反映了教师们经常遇到的一个难题，这位老师提出的问题都很重要，面临的挑战就是如何促进主动学习。关于本场景的讨论着重在以下几个方面：促进主动学习、以学生为中心的教学和学习的转化（transfer of learning）。同时也探讨了长期带教同一组学生可能带来的机会。很多临床教师作为一名教师，会以"传输知识"为己任，但在本场景中，将"促进成长"的观点与以往经验相结合或替代原来的观点都会对教师有帮助。

学生主动参与学习

有些学生小组在学习中时常显得很被动，不过，尝试让他们作为一个小组共同学习，让学习内容与自身水平相符合，可以提高学生学习的主动性。比如在场景 1 中，教师可以让某位学生汇报病例，提出小组成员关注的问题，并让小组一起讨论病例，共享知识，明确哪些知识自己已经知道了，哪些还需要继续学习。针对还需要继续学习的知识，可以布置任务让小组去搜索更多资料信息，然后再有机会重新讨论。教师在指导讨论的过程中扮演了相当重要的角色，如帮助学生提出正确的问题，并在学生对问题有误解时给予解释和澄清。

韦斯特伯（Westberg）和杰森（Jason）（13）说，"未经检验的经验是不可靠的教科书"，所以学生自身从患者那里得到的经验需要提炼加工，这是一种非常重要的学习方式。参加小组对患者的讨论可以大大增进学生学习，思考不同的病例可以提高学生未来的实践技能。这种学习方式也让学生体会到通过小组共同努力可以得出更好的决策，促使他们相互学习。学生能认识到既可以从每一个患者身上学习，也可以从同伴身上学习。

以学生为中心

以学生为中心的学习，第一项基本教学原则就是需要关注学生目前达到的水平以及他们需要学习的内容。了解学生目前的水平，教师就可以做到有的放矢，使学生个体和小组都可以在现有知识基础上得到提高。第二项基本原则，是让学生逐渐对自己的学习承担起责任，认识到这是他们职业发展的一部分。以学生为中心的学习还有其他一些重要方法，比如了解学生的课程计划、利用学生自己的病例进行教学等。

了解学生水平

学生已经掌握了哪些内容？他们还需要掌握哪些内容？带着这个问题，临床教师可以计划和引导学生，让他们知道哪些活动他们应该参加。由于学生水平参差不齐，因此除了整体了解教学项目外，了解每个学生的水平也很有帮助。主治医师可以在开始时询问学生全体或个人，他们对某项内容的学习目标，以及他们在教学项目中已经完成的内容。这不仅能使学生对自己的学习负起责任，朝自己设定的目标努力，也有助于教师帮助每个学生实现自己的目标。

利用学生自己的病例教学

利用学生自己的经验作为教学基础，这一点至关重要。每一位学生的经验，包括小组其他成员的经验，都是学习具体知识和一般知识的好机会。通过从自己照顾的患者身上学习更多，学生可以建立越来越多的自己的、或他人提供的典型病例，未来可以举一反三，触类旁通。不仅如此，具体病例能促进知识和实践的结合，比起那些照本宣科的一般性知识，这种学习能让学生更容易记住。

促进知识转化

把重点放在学生自己的患者身上，还可以帮助他们将知识应用和转化到其他患者身上。提高专业水平很重要的一个方面在于理解病情的相似性和不同点。例如，让各个小组比较和对照他们见过的不同病例，症状体征相同而发病病因不同，发病机制相似而临床表现不同，这种方法能帮助小组和学生建立起丰富可用的知识基础，以及一系列可应用于不同临床实践的丰富病例。

与学生保持长期联系

长期带教同一组学生使临床教师有机会参与学生的个人发展过程（他们在团队合作、批判思维、解决问题等各方面的进步），见证他们的职业成长过程。这种安排也方便教师为实现学习目标而做出妥善规划。

临床教师既要涵盖大纲要求的教学内容，还要重点关注小组的学习难点，与小组保持长期联系可以使教师在两者之间获得平衡。我们希望学生学会多少，和学生可以学好并应用多少，两者之间需要平衡。无论在哪种教学情况下，教学总会涉及教师对这种平衡的权衡，这常常会给教师带来些许压力，当小组学生的水平和理解程度参差不齐的时候，这种情况尤其突出。但是，教育工作者都一致认为，更有效和持久的学习是少而精，并能学以致用，不能一味贪多求快，浅尝辄止，否则知识只能是空中楼阁、不切实际（21）。

场景 2

　　你是一位消化科专科医师，正在带教一组由 8 名第 3 年医学生组成的小组进行炎性肠病的教学活动。他们已经学习了基本腹部查体，但是几乎从未在床旁对真正的患者进行过查体。你的"特殊"患者之一 L 女士目前正好因为克罗恩病复发在住院，她在你的门诊随诊已超过 7 年，并一直在病友会非常活跃。

　　教学活动进行得非常顺利，但是其中一名学生对患者相当粗鲁，患者在被第 7 次腹部查体时流露出一些不适。

用现有的患者进行教学

　　场景 2 显示了用现有患者来进行小组讨论的考虑和难点。用现有患者进行教学是很普遍的情景，也称为床旁教学。此处，临床教师会面临两个看似对立的角度的挑战，一是**学徒制度**，另一是**培养扶植**。从前者的角度，教师考虑的是通过以患者为中心、发展和保持与患者的关系，来塑造职业价值（19）。而从培养扶植的角度，教师也希望创造一个安全的环境来探讨学生照护患者的方法。关于这个场景的讨论从以下几方面展开：用现有的患者进行教学、建立小组讨论的教学目标、利用专家门诊、树立榜样、带教众多学生和处理教学中的严重突发事件（23）。

　　上述场景中的学生是低年级医学生，处于刚开始学习阶段。需要事先考虑以下几个重要问题：他们已经学了什么？从这次活动中能学到多少？如何促进讨论？还有 8 名学生对于主动学习这种形式来说人数相对多了，应该如何带教？

建立小组讨论的教学目标

在教学开始时与学生一起确立教学目标非常重要，这能让师生都重视并关注这些目标。方法之一是要求学生陈述一项他们希望达到的目标，然后教师在此基础上增加或确定新的目标，或决定本次教学的具体近期目标。有很多理由表明教学中有患者参加很重要，应当与患者讨论他们在教学中的作用。不言而喻，教学中如果涉及患者应当征求患者本人的同意。

带教众多学生

在本场景中，对床旁教学而言学生人数比较多，为使所有学生能够充分学习，临床教师可以将学生分成更小的组或两人一组。例如，学生两两配对，每对检查一位患者，然后小组集中汇报患者病史和查体发现。如果愿意保持整个小组在一起，则可以通过每位学生分别进行问诊和查体的不同部分来鼓励更多学生参与和主动学习，一名学生操作时，其他学生可以在一旁指导（"她下一步应该做什么？"）或提供反馈（"他哪些地方做得好？哪些地方还可以改进？"）。通过这种方法，从临床教师与学生个体之间的互动，转变为小组共同对患者病情进行询问和分析的一种训练。

树立榜样

床旁教学的意义超出了促进学生与患者之间的互动以及学生之间的互动。这也是向学生示范医患关系一个重要时机，包括照顾患者所需的临床技能和沟通技巧。观察医患交流过程有助于学生体会到培养良好医患关系的方式，并使他们理解诸如信任、融洽这种难于传授的沟通概念（19，24）。

利用"专家"患者

像本场景那样的"专家"患者在教学中的作用很大。作为你熟悉且合作的患者，可以让他们参与到教学活动的计划和实施过程中来，而临床医师在背后作为支持和帮助。在此过程中，学生们不仅能从患者身上学到很多关于炎性肠病的知识，还能够观察到临床医师示范以患者为中心的理念。如果在随后的小组讨论中让学生分享从患者身上学到的东西，将会进一步增强教学效果。

处理教学中的严重突发事件

如果给学生机会参与患者诊疗，即使只是像上述场景中的问诊，仍然可能使学生或患者遇到麻烦，需要教师的帮助或干预。在这个例子中，可以通过一系列方式进行干预，例如让学生重新问诊或教师介入接手继续问诊。理想情况下，在去床旁与患者面谈之前，学生应当了解教师处理这些情况的方法。自信不足并担心犯错，不仅会伤害到患者，也会使学生在同伴面前感到尴尬，同时令教师丧失信心、教学环境失去安全感。如果事先在小组中讨论处理问题的原则，则能使学生增强信心，更投入地参与教学活动。如果发生突发事件而教师不得不干预，那么在事后尽快讨论这次事件也很重要。如果是整个小组犯错，需要特别注意的是，听取汇报时应重点关注所有学生可以从中吸取的教训，而不要涉及某个具体学生。在这种情况下，学生通过探讨其他解决问题的方法获得帮助和支持（13）。小组学生水平参差不齐（既包括医学生又包括住院医师）很常见，在讨论中制定适合不同层次学生的共同学习目标会有帮助。

场景 3

低年和高年住院医师每日在早餐时均有晨间报告，期间，总住院医师会安排一位住院医师进行一个病例讨论。这项活动已经坚持了很多年，参与度很高（很可能是因为会提供早餐），活动形式还包括邀请一位本院的内科专科医师参加病例讨论。你是晨间报告项目的负责人，因此你所要考虑的不仅仅是住院医师，还有总住院医师如何安排讨论。病例是你的特别感兴趣的地方——关于这个话题你已经在研究生阶段发表了数篇文章。在病例报告和讨论过程中，你感觉到住院医师并没有理解患者的细节问题，总住院医师也没有能很好地引导讨论。当总住院医师转向你询问你的看法时，你不确定该怎么做。

在场景 3 中，临床教师应当转变观念，从"**传输知识**"的角度（学生应当掌握正确的知识）转变为"**促进成长**"的观点（帮助学生批判性地思考学习内容）。

与场景 1 相同，如何让学生主动学习是我们重点需要关注的问题。不过与场景 1 不同的难点又显现出来。首先，学生的水平不同；其次，在这个阶段，教师不仅要关注学生知识的广度和深度，还要关注他们的学习能力；此外，如何帮助住院医师开发掌握知识的技巧，也是教师遇到的难题。

平衡临床专家和小组主持人的角色

教师既是临床专家，又发挥着促进学生成长及获取新知识技能的作用，教学包含了两种角色的矛盾平衡。前述场景表明，有时候带小组讨论最好是在一旁指导，而不是直接领导。在这个例子中，以学生为中心的原则能够指导教师的行为过程。向汇报病例的住院医师问一个问题，帮助他沿着讨论的方向进行下去，这会给总住院医师树立一个榜样，让他知道什么是你认为有价值的讨论技巧，同时也阐明了你所期望的对内容的掌握程度。向整个小组提问也有同样的作用。一个可能对住院医师和小组都适用的问题是："我们能否停一下，总结一下我们已经知道的，再考虑一下我们还需要继续讨论哪些问题？"

促进技能提高

场景 3 表明临床教师经常遇到的困难是如何同时促进几个不同的学习目标。如在本例中，教师既希望提高总住院医师领导病例讨论的能力，又希望小组获得更多的知识。如果临床教师想帮助总住院医师，可以在课外找时间与她单独见面，一起讨论这次小组讨论的目的是什么，有哪些方法可以帮助她更好地展开讨论。向住院医师提供反馈是促进技能提高的重要方法，当然同时需要给他们不断重复实践的机会。

鼓励批判性思考

随着互动的深入，教师可以要求小组对讨论进行反思，问他们感觉如何。教师希望提出的重点大多数都能由学生提出来，如果一旦学生已经发现了这些重点，教师可以从过程及内容方面再做补充。但是一定要记住，在很多情况下，学生在最初的讨论中不能给出完整和正确的诊断是正常而可容忍的，教师的作用应该是鼓励学生反复推敲已获得的信息，通过提问激励学生独立实施下一步工作（25）。

带教不同层次的学生

临床背景下的教学，尤其是在一些非正式场合如病房查房，由于在场学生水平参差不齐，包括了从低年医学生到高年住院医师，在这种背景下进行小组讨论会很复杂。如在本场景中，参加小组讨论的既有低年住院医师，又有高年住院医师。在这种情况下，参与者并不仅仅从讨论内容中学习，还可以通过相互扮演教师或主持角色而学习。临床教师的作用可能只是简单地作为专家资源，保证所有学生能从随意的问题中延伸知识，或者起督导的作用。例如，教师可以从低年资学生提问开始："你觉得这是怎么回事？"，或者"你认为今天这个病人的主要问题是什么？"一旦学生作出了回答，教师就可以要求一个更高年资的学生补充回答，或回答其他问题。这种提问方式教师并没有忽略或轻视低年资学生的意见，这一点也为其他人树立了榜样。此外，可以事先向学生解释你希望如何进行这次讨论，这有助于创造一个安全轻松的讨论氛围。

场景 4

你在几年前在医院建立了住院医师和高年医学生的文献汇报制度，每周五中午举行，参加者自备午餐，轮流进行文献汇报，由你主持讨论。最近几个月，参加者越来越少，有几个住院医师还在最后一刻取消了汇报，你不清楚出现了什么问题。你的一个同事提醒，住院医师之间可能有些矛盾。通过调查与反思，你考虑可能是由于有几个住院医师在讨论中话很多，在几位女医学生汇报一篇 HIV 文章的过程中发表了一些批评意见。由于你以前从未遇到过类似事件，你不知道该如何解决。

如何处理小组矛盾或不和谐是我们经常遇到的挑战。本场景涉及几种教学观点。首先，从**培养扶植**的观点，临床教师可能会考虑到学习环境的安全性，尤其是当学生是汇报者时。其次，教师也可能运用**社会改革**的观点，虽然这在传统意义上很难实现。但抛开社会改革这种术语，其实无论教师或是学生都时时在关注社会改革。在本场景中，可以讨论全球健康、女性问题、贫穷问题等，只需要向小组成员简单提几个问题去思考就可以了。第三，教师也可以让小组成员分析团队动力并生成解决方案。

带领小组讨论

如前所述，促进和领导小组讨论需要教师扮演多种不同角色和功能，比如辅导员、唱反调的人、顾问、教练或中立的主持人。教师如何选择、扮演何种角色，取决于两个因素：小组目标和团队动力。在文献汇报会这种环境下学习，不仅可以让学生获得新知识、提高阅读文献的能力，同时也提高了自我学习和终生学习的能力，这种能力主要通过参与，在实践与反馈中获得（18）。因此教师的角色应当是帮助小组讨论确定框架和标准，然后逐渐淡入到参与者和教练或顾问的角色。一般来说，刚刚开始的小组或者刚接到新任务的小组可能需要更多的引导和指导，但是，最终目标仍然是希望小组能够尽快独立。如果学生年资更高，他们更愿意教师更多地作为一种教学资源，允许他们自己主导讨论（26）。

韦斯特伯和杰森（25）提出小组讨论教师的作用包括四个方面：**确定**学生水平；清晰**示范**期望的行为和思维过程；**辅导**学生和小组；最后是**淡出**，以使学生能独立引导自己的小组。正如许多这样的过程，这种循环是周而复始的，作为领导者，教师应当经常地、定期地回到确定、示范等等这些过程中。

学生们所认为的有效小组（16）包括以下元素：有效的导师、积极的小组氛围、学生主动参与、坚持小组目标、紧贴临床、能激励思考并解决问题的病例。

文献一致认为，有效小组需建立在已有的知识和经验基础上、与主动需求相关、主动学习、重点围绕问题、涉及行动周期和学习反思、并提供学习技巧（27）。

韦斯特伯和杰森（25）总结了有效小组的特点：

- 小组领导者（教师）平易近人且具备教学能力。
- 小组成员之间相互信任与尊重。
- 小组成员关系稳定。
- 学生有共同目标和方向。
- 学生主导学习和小组进程。
- 学生清楚自己的作用和职责。
- 学生对小组及彼此负责。
- 一旦出现矛盾，小组能解决矛盾。
- 小组自我监督进步。

- 小组成员从中获得乐趣。

分析小组表现和个体贡献

领导小组涉及的不仅仅是分析整个小组的表现，还包括分析单个成员的表现。从个人层面上说，临床教师必须清楚了解个人参与程度如何，需要考虑如下问题：

- 每个人都参与了吗？
- 每个人都发言了吗？
- 什么原因使得一些人比另一些人参与更多？
- 小组成员的行为如何影响到全组？
- 临床教师的行为如何影响到全组？

小组成员可以一起参与评价小组表现，而教师可以通过定期与小组一起"检查"来做到这一点。在文献汇报会这个例子中，方法之一是可以与学生一起反思小组目标，并讨论如何能够做得更好。一方面能帮助小组反思自己的行为，另一方面也能鼓励他们主导讨论过程。

处理小组矛盾或不和谐

这个场景中的情况并不少见，小组中的一些成员可能会比较突出，如果这种趋势继续下去，其他小组成员就会感到灰心。在这种情况下，临床教师应当直接邀请其他小组成员发表他们的意见，或鼓励其他的想法，通过这些来培养更平等的参与性（13）。

如果临床教师关注团队动力和安全舒适且相互尊重的小组环境，他就会在小组讨论中插入反馈缓解紧张气氛（18），或者分别与小组成员谈话，尤其是那些表现突出的、捣乱的、或者非常沉默的人，了解他们行为背后的原因。这种谈话能使教师提供建设性的反馈，并帮助个人思考他们如何能为更有效的小组学习做出贡献。

最困难和敏感的话题之一，就是在学生中讨论性别和文化问题。还有其他问题如建立如何进行小组工作的基本原则，在学生中建立相互尊重的基调。教师可以通过角色示范展示如何回答这些问题或提出与学生相反的观点供大家讨论。

场景 5

　　有两位高年级医学生到你所在的肾内科来进行为期 4 周的临床见习。他们参加早晨病房查房，进行患者病情汇报，与团队其他成员相处也很融洽。但是，你认为他们可以利用见习机会学习更深入的知识。你约他们下周初面谈，讨论更深入学习的问题，并想就一些要求征求他们的意见，比如你想要求他们针对患者设计小项目并进行小的病例报告、要求他们在见习结束时做一次出科汇报。

　　场景 5 中，医学生的团队融入进行得很顺利，可以从中体会到传统临床教学的 **"学徒制度"** 和参与性。然而，教师引导学生从 **"促进成长"** 的角度出发，帮助学生对临床学习有更深层次的理解。教师的问题在于如何重新调整小组目标、帮助学生更深入地掌握知识、领导围绕病例报告的讨论等。

建立新的小组目标

　　第一项要完成的任务就是创建新的形式增进小组学习的互动性，教师希望向学生明确强调这一点。在本场景中，教师为讨论这一点与两位学生安排了面谈，指出新的方法和目标，并征求他们的意见。通过这种方法，教师鼓励以学生为中心的学习，从开始就参与到学生自主学习的过程，学生也因此有了表达自身需求的机会。第一次会面可以通过和学生讨论在实施和汇报小型病例报告时会应用到的基本原则传达以学生为中心的理念。

通过项目设计促进更深入的小组学习

　　项目设计通常被认为是个人追求，唯一的互动是在汇报结束的讨论阶段。但是，通过两位（或多位）学生自己设计、研究并汇报项目的方法，这也可以成为鼓励团队合作的工作。这常常可以促进学生之间更大程度的互动及反馈。学生有时会认为设计项目和深度学习及广泛阅读之间存在矛盾，殊不知这种项目设计能帮助他们了解经验背后的东西并建立更深入的联系。

围绕项目汇报展开讨论

学生常常希望临床教师指导安排所有讨论或汇报，每个成员"坐在后面"直到轮到他们发言。当确定项目设计的基本原则时，本场景中的临床医师应当让学生理解教师是讨论的推动者，虽然教师的临床经验可以被借鉴，但学生应当主导项目讨论或汇报。教师的重要作用在于引导学生针对小组项目进行批判性反思，并促进其将所学知识与临床经验结合。

场景6

你收到了跟随你见习的医学生在见习结束后对你的最新评价。总体来看评价不错，但是学生普遍反映在早晨的交接班时缺乏教学。你很明白这一点，但那个时间段太忙了，你常常觉得时间不够用。你感到学生像"空气"一样被忽略了，而你又不知道该怎么办，这确实让人左右为难。

场景6呈现的难题由来已久：面对众多的责任与时间压力，如何坚持教学。患者的交接班讨论，也就是患者被转交到另一组时进行的交接，其实是一个很重要的教学机会。不管小组的大小，这种临床环境给所有层次的学生提供了一种非常好的机会，能够参与到患者的讨论中，并围绕他们所关心的所有方面寻求解决问题的方法。在这里教师的困难就是如何在患者的需求和学生的需要之间游刃有余。同时教师也面临挑战，应当如何从促进成长的角度去帮助学生批判性地思考。

为充分利用时间，需要想办法让所有学生积极参与其中。举例如下：

• 在讨论开始时，教师可以请学生一起思考患者的某项治疗或计划，并想一想接下来会发生什么。这使他们主动参与到患者讨论中。随后，让住院医师或更高年资的学生谈谈他们针对这个患者已经做了什么或者计划要做什么，其他学生可以将自己的想法与之比较。如果需要，教师也可以加入评论与解释。

• 有时候，教师可以从一个患者的讨论中得出一个基本原则，并做简单阐述。这样既鼓励了教学，又不会影响整个临床工作流程，还可以帮助学生从经验中获得更多知识。

- 在交接班讨论结束时，教师可以向小组指出学生在处理这些病例时最常见的错误，并解释其中之一（如果时间允许也可以多解释几个）。杰出的临床教师在脑子里总有很多"教学脚本"，如特殊病例以及学生最容易犯的错误等（见本书第一章）。

- 临床教师也可以在讨论过程中向学生多提问，鼓励争论，并将讨论建立在这些疑问之上。这有助于教师了解学生是如何思考的，并了解他们已经掌握的知识。

- 肯定小组已经做出的成绩，以此鼓励学生，促进参与。这并非意味着学生必须说出"正确"答案，他们可能已经阐明他们所知，或者正在形成解决问题的合适方法，这种过程也应当被强化和鼓励。

- 为纠正错误而提供反馈时需要谨慎，需要根据教师的判断选择在小组中集体反馈还是针对个人单独反馈。如果目标是针对整个小组学习，那么最好能在小组中开展一次关于如何能让事情改进的讨论（18）。

许多读者可能会发现这些建议与"一分钟观察"教学方法部分相似（29），在"临床教学丛书"之《门诊教学》（30）的第五章中也有讨论。正如前所述，这些技巧可以被用在许多场合，尤其是在那些教学时间比较受限的时候。

❖ 促进小组学习的一般方法

本章针对小组讨论中经常遇到的挑战和问题，阐明了一些相应的教学观点。有一些建议可应用于所有的小组教学背景，可在不同的方法中采用。总结如下：

准备小组教学

任何教学活动都可以通过事先准备而提高成功的概率。不过多变的临床场景和意料之外的教学机会也会给事先准备好的教学细节带来全新的视角。关于小组教学，教师事先应当考虑的事情有：

- 讨论小组的规模和组成
- 参加讨论的学生的课程基础，最适合教什么
- 教学活动的目标是什么

- 学生以往的个人经验和能力水平
- 其他需要的资源，例如，患者或参考书

部分信息是教师已知的，部分需要在教学活动中收集。例如，讨论前的简短问卷调查可以了解学生的既往经验，也可以激活他们对于某个领域的已有知识，由此强化他们对本次学习的准备。准备工作还包括考虑教学应该在哪里进行？能否有教室让小组舒服地坐着，并且无须顾虑自己或患者的隐私？教师反思自己以往作为学生和教师的经验也会有一定的帮助。怎样促进对这个问题的学习？怎样促进这种学习方法？以他/她的教学经验什么是最好的方法？最后，如果有可能，教师应当回顾所有资源或材料，重新充实自己，这有助于进一步明确任务和目标。

领导小组讨论

创建一个有效的小组讨论需要教师和学生一起向一个共同目标努力。教师的主要任务就是建立一个学习团队。为达成这一目标，至关重要的就是建立一种能持续发展和保持信任与协作的氛围。首次见面时的介绍很重要，可以讨论教学目标、对小组的期望、小组工作的基本原则等，这些都会有助于让学生对小组的成功做出贡献，并提高学生的主人翁意识。例如，教师可以提问："你认为小组合作愉快的关键是什么？"教师作为领导者，可以对学生做出的评论进行补充，也可以谈一谈他/她对于小组和学生的期望。部分小组也会选择建立师生之间的教学合同。无论如何建立这个学习团队，在教师的脑海中教学目标必须清晰，教师要帮助学生反思自己取得的进步。

一旦小组建立并开始学习活动，教师的任务就是细致观察，不仅观察学生学到了什么，还需要观察如何学习的过程。教师的重要作用之一就是向小组反馈这些方面的信息。

教师的作用是鼓励所有学生主动参与讨论。具体方法有：将讨论问题与学生经验相结合，保证讨论的实用性；推荐学习资源帮助学生加深理解；多提问，少评论；培养成员之间的互动；观察是否所有成员都参与并在讨论中发言。

教师在教学活动中的作用可随时间的推移而发生变化。尽管在活动的早期阶段需要更多来自临床教师的引导以促进小组讨论，但小组教学的目标始终是促进小组独立主导自己的工作。由于学生对小组和自己的学习承担责任，因此教师应更多关注过程。例如和小组一起反思自己的学习过程、对小组取得的进步提出反馈、间断改变一下讨论的节奏等，这些行动都是监督和管理讨论的方法。

小组讨论中不可避免地会产生矛盾，可能是因为学生对讨论问题持有不同观点或达到学习目标的方法不同，也可能因为学生的背景不同。如果小组矛盾一直未被发现或未被解决，就有可能让学生失望或脱离集体。定期反思小组如何取得进步可以避免公开的矛盾。但是，如果矛盾真的产生，小组需要及时发现并指出问题，想办法解决问题。矛盾产生的常见原因有小组中的学生目标不同；或希望按不同的进度学习；或部分学生在讨论中表现过于突出等。教师可以通过提问向小组明确这件事："你们认为我们作为一个小组合作得如何？"如果学生不作答，教师需要提出自己观察到的问题，并在小组中讨论这些难题，让小组中的每个人都能够参与提出解决办法。

❖ 小结

本章旨在向临床教师指出临床环境中的小组教学的丰富性和复杂性。本章提出了学习的几项关键原则和方法。本章还介绍了教学的导向性，指出教师的行为常常受潜在的关于教学的假想和观点所驱使。通过 6 个场景将这些原则和方法与实际情况相联系，阐明了各种教学难题和考虑的方面。希望临床教师能理解这些场景中所介绍的原理和方法，并思考如何将他们应用到自己的学生和住院医师小组教学中去。除了我们所提供的方法，这些场景也鼓励教师寻求其他方法。最后，希望读者能发现如何有效进行小组教学的更多方法，享受与学生亲密接触的时光，认识到小组教学在培养临床教师成长方面的优越性，并在临床实践中积极开展小组教学。

（沈　敏译　黄晓明校）

参 考 文 献

1. **Rudland JR.** Learning in small groups. In: Dent JA, Harden RM, eds. A Practical Guide for Medical Teachers. London: Elsevier; 2005:57-65.
2. **Kumagai AK, White CB, Ross PT, Perlman RL, Fantone JC.** The impact of facilitation of small-group discussions of psychosocial topics in medicine on faculty growth and development. Acad Med. 2008;83:976-81.
3. **Kaufman DM, Mann KV.** Teaching and Learning in Medical Education: How Theory Can Inform Practice. Edinburgh, United Kingdom: Association for the Study of Medical Education; 2007.
4. **Lave J, Wenger E.** Situated Learning: Legitimate Peripheral Participation. Cambridge, United Kingdom: Cambridge Univ Pr; 1991.
5. **Bleakley A.** Broadening conceptions of learning in medical education: the message from teamworking. Med Educ. 2006;40:150-7.
6. **Ende J, ed.** Theory and Practice of Teaching Medicine. Philadelphia: ACP Pr; 2010.
7. **Dornan T, Boshuizen H, King N, Scherpbier A.** Experience-based learning: a model linking the processes and outcomes of medical students' workplace learning. Med Educ. 2007;41:84-91.
8. **Coles CR.** Elaborated learning in undergraduate medical education. Med Educ. 1990; 24:14-22.
9. **Dolmans DH, Wolfhagen IH, van der Vleuten CP.** Motivational and cognitive processes influencing tutorial groups. Acad Med. 1998;73:S22-4.
10. **Dolmans DH, Schmidt HG.** What do we know about cognitive and motivational effects of small group tutorials in problem-based learning? Adv Health Sci Educ Theory Pract. 2006;11:321-36.
11. **Willis SC, Jones A, Bundy C, Burdett K, Whitehouse CR, O'Neill PA.** Small-group work and assessment in a PBL curriculum: a qualitative and quantitative evaluation of student perceptions of the process of working in small groups and its assessment. Med Teach. 2002;24:495-501.
12. **Mann K, Gordon J, MacLeod A.** Reflection and reflective practice in health professions education: a systematic review. Adv Health Sci Educ Theory Pract. 2009;14:595-621.
13. **Westberg J, Jason H.** Fostering Reflection and Providing Feedback. Helping Others Learn From Experience. New York: Springer; 2001.
14. **Frankford DM, Patterson MA, Konrad TR.** Transforming practice organizations to foster lifelong learning and commitment to medical professionalism. Acad Med. 2000;75: 708-17.
15. **O'Neill PA, Willis SC, Jones A.** A model of how students link problem-based learning with clinical experience through "elaboration". Acad Med. 2002;77:552-61.
16. **McCrorie P.** Teaching and Leading Small Groups. Edinburgh, United Kingdom: Association for the Study of Medical Education; 2006.
17. **Kenny NP, Mann KV, MacLeod H.** Role modeling in physicians' professional formation: reconsidering an essential but untapped educational strategy. Acad Med. 2003;78: 1203-10.
18. **Branch WT Jr, Paranjape A.** Feedback and reflection: teaching methods for clinical settings. Acad Med. 2002;77:1185-8.
19. **Branch WT Jr.** Viewpoint: teaching respect for patients. Acad Med. 2006;81:463-7.

20. **Pratt DD.** Five Perspectives on Teaching in Adult Education. Malabar, FL: Krieger; 1998.

21. **Briggs J.** Teaching for Quality Learning at University. 2nd ed. Maidenhead, United Kingdom: Society for Research into Higher Education and Open Univ Pr; 2003.

22. **Ramani S.** Twelve tips to improve bedside teaching. Med Teach. 2003;25:112-5.

23. **Ramani S, Leinster S.** AMEE Guide no. 34: Teaching in the clinical environment. Med Teach. 2008;30:347-64.

24. **Weismann PF, Brown WT, Gracey CF, Frankel RM.** Role modeling humanistic behavior: learning bedside manners from experts. Educ Health (Abingdon). 2006;19:404-6.

25. **Westberg J, Jason H.** Fostering Learning in Small Groups. A Practical Guide. New York: Springer; 1996.

26. **MacPherson R, Jones A, Whitehouse CR, O'Neill PA.** Small group learning in the final year of a medical degree: a quantitative and qualitative evaluation. Med Teach. 2001; 23:494-502.

27. **Steinert Y.** Student perceptions of effective small-group teaching. Med Educ. 2004;38: 286-93. small-group teaching

28. **Irby D, Bowen J.** Time-efficient strategies for learning and performance. Clin Teach. 2004;1:23-8.

29. **Neher JO, Gordon KC, Meyer B, Stevens N.** A five-step "microskills" model of clinical teaching. J Am Board Fam Pract. 1992;5:419-24.

30. **Alguire PC, DeWitt DE, Pinsky LE, Ferenchick GS.** Teaching in Your Office: A Guide to Instructing Medical Students and Residents. 2nd ed. Philadelphia: ACP Pr; 2008.

第 **5** 章

如何设计和举办成功的研讨会

Yvonne Steinert，PhD

要点：

- 研讨会是医学教育的各个阶段常用的教学形式，它有利于学习者的知识获取、行为改变和技能发展。
- 研讨会是建立在主动性和参与性的前提上，这也是学习的先决条件，也就是说学生在学习过程中必须专心致志、积极主动。
- 制定研讨会计划不仅要考虑学习内容，还需要策划一系列的具体步骤，比如明确学习目标和目的、根据内容和目标指定相应的教学战略、评价学习效果、招聘和培训研讨会教师等。
- 尽管设计非常重要，研讨会成功的关键还在于具体实施和积极参与。

　　研讨会是一种常见的用来传递信息和促进技能学习的教学方式，但它常常达不到应有的教学潜能……原因是现实中的许多研讨会一点都不像真正的研讨会：参与者是安静而被动的旁观者；主持人习惯性地"讲课"；缺少提问和讨论 (1)。

　　研讨会（workshop）的目的通常是为了促进医学专业人员知识、态度和技能的改进。这种教育方法经常被使用（2，3），但其实很多医学教育者对研讨会的设计、运行和评估缺乏相应的培训。关于研讨会相关知识或技能的缺乏也导致还有一些人不愿使用这种方式（4）。本章的目的是向医学教育者介绍几个原则和策略，让研讨会变得更有效、更有趣。其中有效性体现在学习者两个结局指标的改善：学习或技能的明显改进和执业中的行为改变或提高（5）。本章在简要介绍研讨会的定义和使用基本原理之后，还描述了设计和实施针对不同对象（如学生、住院医生或同事）研讨会的具体步骤。

❖ 什么是研讨会

研讨会的定义是"一种针对某个领域对一小组人员进行的简短的强化教育项目，重点在于培养参与者解决问题的能力"（6）。传统意义上，这种教学方法给学习者提供了信息交换、技能训练和接受反馈的机会。设计得当的研讨会是一种时间和成本效益合算、利于参加者积极参与学习过程的方法（7）。研讨会受欢迎的原因是其固有的灵活性，以及她发扬了体验式学习和成人学习的精神（4）。她可以适应不同场景和内容的学习，以利于获取知识、转变态度或提高技能。

❖ 为什么选择研讨会

研讨会的成功依赖于学习者积极地参与和投入，这也是学习的先决条件，学习者必须对学习专注及有热情（8）。研讨会具有互动讲课和小组教学的许多优点，能促进学习者的积极参与，提高他们的注意力和积极性，随时向老师反馈，不仅提高了学习者的满意度，也提高了老师的满意度。教学研究显示主动学习比被动学习能学到更多的东西（9，10），也有研究显示注意力和积极性的提高会增强记忆（11，12）。通过改变节奏和运用一些吸引注意力的技巧，以及运用"真实"场景或讨论有争议的问题，研讨会能激发学习者的兴趣，帮助其保持注意力。除了这些，研讨会还能够促进更高层次的思考（12-14），比如如何分析和合成材料、如何应用于其他场景、如何评价所提供的材料等。对于医学教育来说，知识的运用和知识的记忆同样重要（8）。研讨会同样也能培养解决问题和决策的能力、沟通交流的技巧以及如何"用直觉思考"。研讨会激发教师的兴趣促使其积极参与教学，这也是成功教学的关键。

❖ 成功研讨会的设计步骤

"一个成功研讨会的计划要包含比教学内容更多的内容。知识或内容可以记在纸上学习，但通过实践经验和与同事分享想法而进行的学习更为有效（4）"，这是设计者需要牢记的一点。

成功研讨会的要素之一是严密的计划（1）。框图 5-1 列举了一系列帮助设计研讨会的步骤。下面将简要描述每一个步骤。

框图 5-1 成功研讨会的设计框架

- ▶ 选择主题
- ▶ 确定目标听众
- ▶ 进行需求调查
- ▶ 确定研讨会的目标和目的
- ▶ 明确时间框架
- ▶ 明确和设计研讨会内容
- ▶ 根据内容和目标设定教学策略
- ▶ 选择教具/学习资源
- ▶ 设计研讨会程序/日程
- ▶ 设计研讨会评估
- ▶ 招聘和培训研讨会教员
- ▶ 完成研讨会计划
- ▶ 完成管理细节

你可以在不同阶段根据此框架准备，当然并非必须遵循此顺序。有时某些步骤可能不需要，而其他步骤可能要不止一次地重复。

节选自 McGill 大学教师培训研讨会之"如何开展成功的研讨会"（4）。

选择主题

选择一个研讨会的主题需要回答以下问题：这个主题为什么重要？它关注的是培训需要还是文献上的空白？谁会有兴趣参加这个研讨会？需要达到的目标是什么？在预订的时间内可行吗？尽管研讨会的主题常常是指定的，事先明确期待的目标和该主题是否适合研讨会这种形式进行讨论很重要。

确定目标听众

选好主题后，需要明确参加者的身份。他们对主题了解多少？以前有什么相关经验？他们的需求和期望是什么？举例来说，如果你打算给一组住院医师做一个关于"如何进行有效反馈"的研讨会，你需要了解他们对反馈了解多少、他们既往给出和接受反馈的经历、他们期待从研讨会能学到什么。再比如同样主题的研讨会你的听众换成你的同行，你需要了解的是听众的组成，他们是刚刚接触此概念的新老师，还是已经参加过多次相关讨论想进一步提高的有经验教师。尽管不可能总在研讨会之前见到参会者，但常常有可能从其他途径获得相关和有用的信息（1）。

进行需求调查

　　成功的研讨会能解决参与者的需求，学习者的需求、患者的需求以及社会的需求也能指导相关的活动（15）。不论采取何种方式，需求分析对于完善目标、明确内容、确定合适的学习形式以及明确意义都很有必要。同时，需求分析还能让研讨会参与者提前思考主题，提前参与，提前建立与其他参与者的关系。

　　教育需求是*目前的知识、行为或操作水平和想达到的、最佳的或理想水平之间的差距*（16）。常用的需求评估方法有书面或问卷调查、对关键用户的访谈（例如学习者、患者、教师等）、观察"正在"学习者、文献复习、审查和在环境中搜索可用的项目和资源（17，18）等。也可以考虑选题小组工作法（nominal group）和德尔菲法（Delphi techniques）①（19）。

　　研讨会的设计者应该努力从各方面获取信息，并区别"想要"（个人主观兴趣）和"需要"（主观或客观上的差距）。显而易见的是，学习者理解到的需要可能与他们的老师、患者或同事所表达的不

----

　　①　这是管理学中常用的两种决策方法。选题小组工作法（nominal group）又称 Nominal 群组技术，是通过群组活动，对解决问题的意见和主张进行收集和判断，并确定优先方案的过程。德尔菲法（Delphi techniques）也称专家调查法，是一种采用通讯方式分别将所需解决的问题单独发送到各个专家手中，征询意见，然后回收汇总全部专家的意见，并整理出综合意见。随后将该综合意见和预测问题再分别反馈给专家，再次征询意见，各专家依据综合意见修改自己原有的意见，然后再汇总。这样多次反复，逐步取得比较一致的预测结果的决策方法。

同。需求评价也有助于将目标进一步转换为目的，这是进程安排和效果评价的基础。例如，如果打算给一组住院医生进行某项技术或操作的研讨会，你可能希望复习相关文献，寻找针对此主题如何进行教学的建议（20）。同时也希望调查住院医生以及他们的老师，以确定他们认为的各种教学方法的优缺点。另外，如果时间允许，你还可以观察学习者的表现，因为直接观察可以促进形成以学习者为中心的教学模式，并帮助确定研讨会内容和最佳教学策略。

确定研讨会目标和目的

确定研讨会的目标和目的是设计研讨会最重要的步骤之一，因为你的每一个决定都依赖于你的教学目的。研讨会是否成功也要根据教学目的来衡量（7）。确定你希望达到的目的以及为什么这么做很重要。例如，你想传递新信息或促进技能获得吗？你想促进态度或行为改变吗？研讨会最常用于提高技能（21）。请认真确定你的目标和目的，因为它们会影响教学策略的选择、学习活动的顺序和评价方法（1）。

目标是意图概述，目的是对学习者预期改变的描述（即学习者完成学习后的变化）（22）（参见本书第二章）。对目的的描述常以以下句子开始："在研讨会结束时，学习者应该能够：……"，随后是描述学习发生的动词。例如，如果学习的目的是知识，应该要求学习者"列举、描述、回忆或辩论"。如果学习目的是获得技能，应该要求他们"展示、说明或应用"。布鲁姆教育目的分类理论（Bloom's taxonomy of educational objectives，详见第二章译者注）的修订版也可以用于指导书写目的，具体见表5-1（23）。目的应尽可能明确、可测量、可完成、实用和及时，简称 SMART（specific, measurable, achievable, realistic and timely 的字首组成 SMART）原则。目的还应适应时间期限。简短的研讨会可用于介绍新概念、分享想法或初步问题解决。转变态度或获取技能则需要更多的时间。总而言之，明确目的是安排课程的基础，有助于教师阐明期望，给学习者提供明确的方向，并允许对教学结果进行评价。正如梅杰（Mager）（22）所述："如果不明确前进的方向，就很容易迷失，甚至都不知道你已经迷失了！"

表 5-1　教育目标分层

层次	动词示例
知识：回忆信息	明确 列举 匹配 命名 回忆
理解：用自己的语言解释内容	分类 描述 解释 辨认 复习
应用：应用知识或推广到新状况	应用 选择 演示 说明 解决
分析：将知识分解并显示每部分之间的联系	分析 比较 对比 批评 鉴别
合成：将不同部分的知识整合为一个整体并建立新环境下的关系	安排 构建 创造 组织 合成
评价：根据规定的标准做出评价	鉴定 评估 评价 判断 预测

摘自：Bloom BS. Taxonomy of Educational Objecitves，Handbook I：The Cognitive Domain. Appendix A，pp201-207. 版权 1956，1984 再版。经 Pearson Education 有限公司同意进行摘录。

明确时间框架

对于多长时间是研讨会的理想时间众说纷纭。尽管不可能对所有研讨会的时间都提出合适建议，最重要的一点是设计时间应能完成研讨会的既定目标。一般要求开场有一个开场白介绍本次研讨会概况，结束时有总结。为了达到这个目标，研讨会的持续时间一般为两小时到两天，根据参加医学继续教育的学习者进行设计。

明确和设计研讨会的内容

研讨会的最终内容受题目、教学目标和学习者的既往经验等因素的影响（1）。具体内容涉及你希望和参与者交流的知识、技能和态度。图 5-1 有些类似概念图（24），帮助你组织瞬间闪现的灵感，进

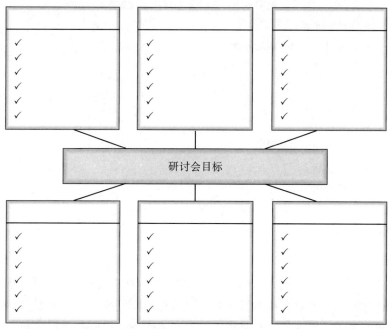

图 5-1 明确和设计研讨会内容的指南。作为研讨会的设计者，可以用多种方式使用这些"盒子"。例如，每个盒子可以描述不同的目的（可以列举在标题中），然后列出符合目的的内容大纲。或者所有的盒子只和一个目标（或目的）相关，每个盒子可以具体描述研讨会内容的不同方面（用标题强调关键内容）。摘自麦吉尔大学（McGill University）教师培训研讨会，"如何开展成功的研讨会"。

一步帮助你根据研讨会目标确定与之相关的具体内容。

在确定研讨会内容时，请提供相关和实用的信息。尽管积极地参与和互动是成功研讨会的关键，参与者也需要有"学有所获"的感觉。研讨会旨在促进新知识、态度和技能的获得，尽管经常存在"信息超载"的危险，但提供一定量的信息仍是需要强调的（1）。

根据内容和目的制定教学策略

框图 5-2 列举了研讨会常用的教学策略。这些策略大多与如何促进参与和互动有关（8），也有一些是关于集体解决问题和技能获取的策略。请认真确定教学策略，设计合适的研讨会活动或内容，确保你的教学策略符合预先确定的教学目的。

框图 5-2　研讨会常用教学策略

- ▶ 互动式演讲
- ▶ 邻座讨论小组（Buzz 小组）
- ▶ 小组讨论
- ▶ 病例讨论
- ▶ 个体或团队练习
- ▶ 实践与反馈
- ▶ 角色扮演或模拟练习
- ▶ 标准化病人
- ▶ 视频和电影
- ▶ 示范
- ▶ 辩论和专题讨论

互动是研讨会辅导者和参与者之间的"双向交流"，也可以指参与者之间的讨论增多或对研讨会内容的参与度提高（8）。互动并不是参与者必须一直发言，它是指所有参与者在学习过程中摆脱消极，积极地参与和投入。因此应该多考虑使用促进互动的教学策略（例如病例讨论、角色扮演和模拟练习、现场示范等）。教学策略的选择也要考虑到符合教学目的、参与者的需求、爱好和时间等，它们应促进体验式学习、反思、反馈和即刻应用。医疗专业人员和其他成人学习者

一样，在实践中的学习的效果最好，研讨会设计者的目标应该是提供多种教学策略以促进积极主动的学习。

互动式演讲

如前所述，在研讨会开始时进行关键内容的演讲很重要，它能搭建会议基调和提供必要的信息。但更重要的是，对核心内容的介绍应该简洁，尽可能地采用互动方式，如使用提问、头脑风暴技巧和听众反馈系统（audience response system）（8）。如果演讲者对主题有充分了解，能提出一些令人兴奋的问题，在简短的介绍后对参与者进行提问是一个很好的互动方式（7）。另外，由主持人提出问题来引导讨论也是有用的方法。其他开场内容介绍的互动方式包括学习者演讲、专题讨论会或辩论。也可以通过事先准备好的媒体文件作为互动有效的方式传递信息。

邻座讨论小组（Buzz 小组）

Buzz 小组是让参与者积极参与与思考所讨论主题的小规模学习小组（25，26），"嗡嗡声（Buzz）"指小组参与者相互交谈时的声音。这种方式要求参与者反思自己的经历并和他人分享，通过这样更多地参与主题并且相互学习（15），它可以成功用于互动式演讲或研讨会。

为了创建 Buzz 小组，通常要在更大的范围内提出问题，然后要求参与者在简短的时间内与周围的人相互合作与讨论，与邻座之间的相互讨论避免了大家在场内不必要的走动。小的讨论之后可以再合成大组对同一主题进行进一步的讨论，或者考虑同一任务的不同解决方法（27）。小组向大组报告，可以让每个人了解每组的不同观点，避免类似观点的反复赘述（15）。

小组讨论

研讨会中经常采用人数不等的小组讨论（通常比 Buzz 小组大），相对于大组演讲而言，小组讨论在促进理解、应用和解决问题方面有明显的优势（28，29）。这些小组讨论可以独立进行或者由教师指引进行，但不管采用何种方式，讨论的目标必须明确，任务必须牢记于心（30）。研讨会应尽量安排小组讨论，因为这是参与者与同事分享观点以及向同行学习的机会，会引起他们的重视。当然需要遵循成功小组讨论的原则和策略（具体见第四章）。

病例讨论

可以利用病例来提高讨论与临床的相关性（21，31）。事实上这可能是临床教师最常用的方法之一。使用病例增强了趣味性并能有效促进解决问题的能力，它同样鼓励临床推理，使医学学习更"真实"（8）。研讨会中进行讨论或分析的病例可以是书面形式的，也可以是录像或现场实景。例如，在一个关于"职业精神"的研讨会中，可以应用以下的病例加深住院医师对于职业精神的理解（32）。

一位高年住院医师让一位医学生进行动脉插管。医学生以前从未进行过此项操作甚至没有观摩过。住院医师向他讲解了操作过程，然后告诉医学生可以进行操作了。

你的一位老患者为了从航空公司拿到不可退款机票的违约金，要求你开一张假的疾病证明。

在深夜的急诊手术中，麻醉师发现正在手术的外科医师喝醉了，因为他嘴中有很浓的酒精的味道。

根据不同的教学目的，病例讨论（或报告）可有不同的组织方式。例如，简要的病例描述可用来说明一个问题或原则；也可以让参与者设想正在发生的和需要解决的问题。还有一种常用的方式是让住院医生分析解决一个病例，老师先提供一些信息，让学生给出自己的假设和进一步需要询问的信息，然后老师逐步提供剩下的信息，和学生一起慢慢分析解决病例。病例讨论的不同还包括不同类型的病例，既可以是扣人心弦的病例也可以是和突发类型的病例（33）。扣人心弦的病例要求学习者了解一个复杂情况下的病例，并解决临床问题。病例叙述往往在需要决策处停下来，询问学习者下一步的计划和理由，同时也要求他们为决策陈述事实基础和推理。突发类型的病例往往先给学习者提供简短的问题场景描述，如果他们提出正确的问题，接下来会被告知更多的信息。作为一个团队，他们的角色是决策者，需要尽可能解决问题。有时他们也被分成小组，互相辩论，虽然各组可以各持己见，但团队最终必须达成彼此一致的决策。病情突然恶化的病例也属于这一类型的病例场景（34）。这种对真实场景一定程度的模拟适用于各种临床情况，允许学习者在反馈基础上的反复实践，并为他们提供了安全的学习环境，常用于训练学习者的临床思维。比如以下的例子（34）：

> 你是一个第一年的实习医生。凌晨两点，你接到呼叫，去看一位65岁因糖尿病足收住院的患者，他主诉上腹不适，既往还患有高血压和房颤。心电图正常。你开了抑酸剂，但患者症状不缓解，并逐渐出现大汗，血压下降。
>
> 你的上级大夫没有回复你的呼叫。接下来你应该怎么做？

在合适的时候邀请患者参与研讨会能够促进学习者的积极性，并为他们提供和患者互动的机会，患者也可以为学习者提供反馈。

个体或团队练习

研讨会设计中经常采用个人或团队练习。包括反思练习（reflective exercise）（例如在关于"交流技巧"研讨会中要求学习者记录与一位困难患者交流的场景）；完成自我评价问卷（例如在关于"领导能力"研讨会里评价自己的优点和缺点）；或使用"网格"或框架，将以往的经验应用于本次学习的框架中（例如在关于"职业精神"的研讨会中将现实案例根据职业精神分类匹配）。尽管我们常常选择从一开始就进行团队练习，但在团队练习前允许个人练习会更有帮助。

实践与反馈

教学和临床工作一样，不能纸上谈兵，实践才能出真知，所以应该尽量鼓励研讨会参与者通过实践练习来应用正在学习讨论的原则和方法，这正是研讨会设计中最重要的方面之一。

实践与反馈是研讨会模式中促进技能获取的标准方法。经典的方法是简短的实践部分之后由研讨会领导者或参与者给出反馈，而其他组员则通过观察和分析间接地学习（7）。还有一种称为"帮助三重奏"的改进方法，进一步促进参与者的积极参与。改进的方法将团队分成三组，例如，在"住院医师教学技巧"的研讨会中，要求小组的一位成员教另外一人一种新技术，而第三个人则观察及提供反馈（观察者可以借助检查清单进行反馈）。小教学后，三个人相互给其他人反馈，然后交换角色重新开始。这种方式的价值在于三重奏里的每个成员都能积极参与，感受可能被其他人忽略的互动。这种形式遵循有效反馈的原则（35）和鼓励自我评价及反思都很重要。

角色扮演或模拟练习

角色扮演是让参与者在情景剧中即兴扮演特定的角色（29），通常要求场景包括两个或更多的角色，参与者按照角色的性格特点（36）即兴表演角色在特定场景下的反应。医学上的角色扮演经常涉及医患关系，也可以用于扮演家庭访谈、师生关系或多学科团队会议（37）。角色扮演和标准化病人不同，患者的角色不是一成不变的，与后者相比，前者更灵活和更自然。

角色扮演是促进技能获取的好办法，它能使学习者明确问题、寻找解决问题的方法、尝试新的行为，并且接受反馈（38）。此外，与现实场景相比，学习者在角色扮演中受到的干扰和顾虑少，能更容易地在场景中应用新获得的技巧。角色扮演也为新手在走入现实世界之前提供机会，在相对安全的虚拟环境中"彩排"专业技能行为（39）。通过参与角色扮演，学习者可以感受在特殊场景下的自身情感，深入了解患者的问题或生活状况。扮演不同的角色帮助学习者体会不同人的情感和反应，培养共情。

框图5-3描述了进行角色扮演时的步骤。简单地说，最好给参加角色扮演的人简单脚本（例如，医生-患者，老师-学生）并指定观察者。根据场景和小组规模的不同，可以同时进行一个以上的角色扮演。需要事先对背景、关键事项以及学习者将要扮演的角色特征进行描述与指导，不然参与者会根据自己的经验选择情景进行表演。理想情况下，角色扮演的个体只关注自己的角色和观点，并且所有的人都有积极参与表演的机会。始终要记住表演结束后要留出"听取汇报"的时间，了解参与者的感受。"听取汇报"环节是关系到角色扮演成功与否的重要保证，但往往被忽略。

框图 5-3　角色扮演指南

1. 做好准备

　▸ 了解参与者进行角色扮演的经验。

　▸ 保证有利于角色扮演的小组氛围。

　▸ 复习下列关于角色扮演的"指南"。

　▸ 明确角色扮演的目标。

2. 分配角色

　▸ 如果可能，发给每个角色扮演者事先准备好的对问题和角色特点的描述。

　▸ 尽量"公平"地分配角色，比如通过志愿者或扑克牌。

　▸ 尽可能让更多的人参与角色扮演，一些参与者可以担任"观察者"。不要给小组主持人分配角色。

　▸ 给所有参与者理解自己的角色的机会。告诉参与者可以自己"补充"事先没有规定的部分。

　▸ 让演员真正"变成"他们所扮演的角色，用姓名标签给他们起一个新名字。

3. 准备进行角色扮演

　▸ 按需要布置房间。确保观察者不参加角色扮演。

　▸ 明确角色扮演的内容，确保每个人了解即将发生的事情。

　▸ 回答任何有关角色扮演的未解决问题，明确时间期限。角色扮演通常是简短的，说明观点即可。

4. 进行角色扮演

　▸ 尽可能使角色扮演"逼真"。

　▸ 不要打断正在进行的角色扮演。

　▸ 如果参与者进行不下去了，或者希望就访谈的某个问题进行讨论，应允许他们"中途离开"或者说"暂停"。

5. 讨论角色扮演

　▸ 讨论角色扮演中出现的常见问题，进行分组讨论。

　▸ 首先询问"热锅"上的当事人（主角）当时是怎么想的来展开讨论。什么行为好？什么行为不好？下次哪些方面会有所改变？

　▸ 要求其他表演者留在"角色"中并从这个角度给出反馈。

　▸ 询问观察者的反馈。确保让"热锅"上的当事人有机会对反馈做出回应。

　▸ 如果恰当或有帮助，重复角色扮演。

6. **"听取汇报"**

   ▶ 要求每个人告诉小组，他/她作为角色的感受和脱离角色的感受。

   ▶ 最后听取"热锅"上的当事人（主角）的汇报。（这是角色扮演最关键的步骤之一。不要省略。）

7. **总结角色扮演**

   ▶ 询问小组成员在角色扮演过程中他们学习到什么。总结主题和要点。

   ▶ 把角色扮演中学到的东西应用到"真实的"临床或教学场景中。

   经施泰纳特同意，改编自《在临床教学中应用角色扮演的 12 个技巧》（Twelve tips for using role-plays in clinical teaching.），Med Teach. 1993；15∶283-91。

标准化病人

标准化病人是接受培训模拟患者的演员或志愿者（40）。标准化病人可以提供实际场景的真实再现，广泛应用于问诊技巧的培训和基于表现的评估中。在教学情况下，标准化病人给学生提供了安全的环境进行临床技能的练习，而没有接触真实患者的压力（41）。

标准化病人场景通常来自真实病例，为了保护患者的隐私可以进行必要的修改。演员经过训练后，可以可靠地提供患者的病史，有些病例还能展示体征。在练习如何与困难患者交流或如何处理医患冲突时，运用标准化病人特别有价值。标准化病人也可以扮演标准化"学生"或住院医师的角色供教师练习教学技能。有经验的标准化病人能就医患沟通和以患者为中心交流技巧方面给学生提供有用的反馈。许多医学院校都设置了标准化病人项目，可以给教学或教师培训项目提供"患者"或"学生"（15）。

视频和电影

许多视频资料或电影可以用来讨论和反思，包括用于引发讨论的触发录像带、演示想法和概念的视频片段、或者用来展示特殊的医患关系或故事的情景视频(15)。"触发录像带"和"视频片段"通常很简短，它们是为了吸引参与者，一旦参与者表现出兴趣，随即应展开话题讨论。

"情景视频"，有时被称为短剧，用来描述某种场景或讲一个故事。这种形式常用于反思和练习，帮助参与者分析教学场景。有时情景视频也可以用于鼓励角色扮演，参与者可以扮演他们在视频里看到的场景。教师也可以使用记录学生自己的临床表现的视频进行讨论、反思和回顾（42）。

电影（例如《再生之旅》① ）也可以作为引子来促进讨论或激发思考。最常见的目的是在观看者中引发情感共鸣和认知反应，以引发更深层次的讨论（33）。电影情节通常应该简短，只呈现部分场景，以引发进一步的提问和讨论。

示范

示范是一种常常被忽略的教学方法。其实在以促进技能获取为目的的研讨会中，生动的例子是弥足珍贵的。例如，在"操作技能教学"的研讨会中，同事或专家关于特殊技巧的演示非常有用，尤其是演示之后加以评论，评述哪些方面做得好和哪些方面还需要改进。再如，在"有效的团队工作"研讨会中，展示交接班时的团队互动往往信息量很大，对促进自我评价和理解"行动力（in action）"的概念都非常有益。

辩论和专题讨论

辩论促进知识的展示和互动。这种生动的教学方法策略可用多种形式进行（43，44）。例如，在"控制糖尿病"的研讨会中，将小组一分为二，针对某一议题的两个不同观点进行辩论。也可以提早分配"立场"，要求学习者在预先发放的阅读材料基础上进行辩论准备。在研讨会上，学习者根据他们的"立场"安排自己的座位，活动中"每一方"分别陈述自己的观点。尽管任何一方都不可能拥有全部的真理，为特定一方的观点辩论可以激励学习。鼓励邀请选择中立的学习者参加辩论，要求观察者参与投票，让所有人都参与正在讨论的话题（8）。专题讨论的目的类似，但参加的学习者更少，结构更多。

---

① 《再生之旅》（The Doctor）是一部根据真实经历改编的美国电影，讲述了一位心脏科医生患了喉癌后作为患者的体会，身为医生经历了换位后体会到仅仅有医术是不够的。

选择教具和学习资源

　　在研讨会中可以有效使用许多教具和学习资源。然而，每一种都应该仔细选择，以符合教学目标和目的。

书面材料

　　书面材料帮助组织关键概念，促进知识记忆，减轻教师对演讲的压力（8）。书面材料也可以组织讨论或促进反思。

　　研讨会常使用讲义来强调关键内容、总结相关文献或引导讨论。文献指出，不完整的讲义，例如让参与者填写的大纲或笔记，可以增强他们对所教授内容的关注和记忆（28）。例如，在关于"领导力"的研讨会中，讲义包括领导模式的总结、高效领导的特性和领导面临的共同问题。工作表是讲义的补充材料，给参与者提供概念框架或预先确定的问题，常被设计用来引导知识应用或经验反思帮助学习，其作用类似于病例摘要或病例场景。幻灯的文字版或仔细选择的阅读材料也可以归入讲义的范畴。幻灯拷贝让学生能对正在讨论的内容进行更多的思考，而不是忙于把讲座的每句话都记下来（8）。参与者也非常欢迎额外的阅读材料作为研讨会的补充，研讨会主办方可以选择性地发放一些关键文章、参考目录或网络连接供参与者进一步学习。

　　什么是发放书面材料的最佳时机众说纷纭。如果学习者已经有了一定的知识基础，在研讨会开始之前发放会比较合适；如果是需要学习者自行完善的不完整讲义，研讨会开始时发放更有帮助；如果材料是进一步学习的阅读材料，更适合研讨会结束时发放。不过成功的关键在于在研讨会过程中如何使用讲义（8）。如果材料提早发放了，教师要确保过程中涉及或参照讲义（或阅读物）内容。如果提前发了一个很长的讲义而在研讨会过程中始终没有涉及，学生会觉得很沮丧。

　　总而言之，书面材料应该很好地被设计和组织，使之更有针对性。经常，研讨会最容易给人留下深刻印象的是书面材料（7）。一般说来，人们对听到的东西能记住20%，看到的能记住30%，即听又看到的，则能记住50%（45）。所以讲义和工作表可以帮助参与者增强记忆。

视听材料

如何使用 PowerPoint 和其他试听材料不是本章的讨论范畴（参见本书第三章关于 PowePoint 演示的技巧）。某些试听辅助材料比其他方式更利于和听众互动，不管使用何种技巧，最关键的是始终和听众保持目光交流。比如活动挂图（46）和白板能将正在讨论的主题、会议中创作的图表或内容记录下来，它们可以轻松地让学习者在抄写过程中全神贯注。多媒体演示和计算机辅助教学也可以促进学生互动。

设计研讨会程序/日程

图 5-2 可以帮助你设计研讨会的程序/日程。记住灵活机动是成功研讨会的关键，和预先计划同等重要甚至更重要的是随时准备放弃已经准备好的日程（1）。因此，要尽可能地计划"弹性时间"，或使你的活动和风格多样化。确保研讨会设计以合适的步调进行，即能吸引参与者的注意力，又给设计者一定的空间保证研讨会能按需要减速

时间	目的和内容	教学策略和教具

图 5-2 设计研讨会程序/日程。摘自麦吉尔大学教师培训研讨会，"开展成功的研讨会（Developing Successful Workshops）"。

或加速（1）。

设计研讨会评估

教育项目和活动都需要评估，这是众所周知的道理。实际上，研讨会评估不只是一个学术活动，其结果更可以用来设计、传递和未来的项目推广（2）。

在准备评估研讨会时，你应该考虑以下问题：评估的目的是什么？是用于项目设计还是决策？是为了制定政策还是学术调查？你将使用什么样的项目评估模式？可获得的数据资源有哪些（例如教师、参与者、同行）？你想使用什么评估方法（例如问卷调查、专题小组、客观检验、观察者）？需要什么样的资源支持评估（例如机构支持、科研基金）？尽管本章不涉及有关项目评估方法的详细讨论，柯氏评估体系①（Kirkpatrick's hierarchy of evaluation）（47）可以帮助定义和构建研讨会评估。此体系包括以下四个层次的评估内容：

- 反应：参与者对学习体验的观点
- 学习：参与者态度、知识或技能的改变
- 行为：参与者行为的改变
- 结果：组织系统、患者或学习者的改变

不同的数据来源都可以用于评估。例如，评估"操作技能"研讨会，你需要观察研讨会前后住院医师操作技能的改变。评估"交流技巧"研讨会，你可以要求患者和老师根据预先制定的检查清单评价学生的技能。很多时候也可以使用自评问卷。所有活动都应该用有意义的方式进行评估，每个部分都需要认真计划及实施。至少实用性和可行性评估应该包括对效用、相关性、内容、教学方法以及改变意图的评价。另外，因为评估是项目计划不可缺少的部分，应该在任何项目开始时明确。它还应该包括学习和行为改变的定量和定性评价（48）。图 5-3 是项目评估的基线评估表格样本。

---

① 柯氏评估体系是美国威斯康辛大学教授唐纳德·柯克帕特里克（Donald L Kirkpatrick）1959 年提出的评估四层次模式，是目前最流行的基于绩效评价的培训评估体系。

请填写以下表格评价研讨会的大组及小组学习单元（用1~5代表对你的帮助大小，1为没有任何帮助，5为非常有帮助）

	没有任何 帮助	有帮助	非常有 帮助
	1　2	3　4	5

1. 大组学习：
   具体评价：

2. 小组单元Ⅰ：　　　　　　　　　　　　　　　　　1　2　3　4　5
   具体评价：

3. 小组单元Ⅱ：　　　　　　　　　　　　　　　　　1　2　3　4　5
   具体评价：

4. 你对研讨会的整体评价？　　　　　　　　　　　　1　2　3　4　5
   具体评价：

5. 你认为那个部分对你帮助最大？
   具体评价：

6. 你认为那个部分对你帮助最小？
   具体评价：

7. 你是否会向你的同事推荐这个研讨会？　　　　　　是☐　　否☐
   具体评价：

8. 参加研讨会后，你的哪些行为会发生变化？

9. 你还希望未来参加哪些方面的研讨会、课程或学习班？

10. 其他建议？

图5-3　评估表格样本

招聘和培训研讨会教师

研讨会教师的招聘和培训也是成功的关键因素。需要考虑招聘谁和如何培训他们。一些同事可以同时参与研讨会的设计和开展，另外一些则仅作为教师加入。"现场排练"是对研讨会的目的、内容和过程进行复核并确定最终计划的一种很有用的方法，经过集体规划能统一认识、促进"积极投入"和主人翁意识。此外，研讨会的内容和过程都需要认真审核。关于如何进行教学的指南性书面讲义可以确保教学的一致性和成功与否。研讨会之后举行的"总结会"环节，强调成功和不成功之处，并为下一次会议做准备，这也是未来计划的关键步骤。讨论也可以聚焦在意料之外的挑战和团队动力上，这将有助于确保研讨会所有教师对结果满意。

完成研讨会计划

图 5-4 总结了教学设计循环。正如图所示，研讨会设计的每个环节都会影响随后的环节：目标和目的影响内容的选择；内容影响教学方法和教具的选择；教学方法和教具又影响将被评估的内容。

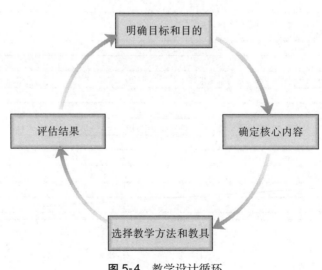

图 5-4　教学设计循环

完成管理细节

临床教师有时还需要考虑实施细节以确保研讨会的成功。这包括选择地点、制订合适的预算、决定市场策略和组织后勤管理（例如茶点）。当然大部分时候行政助理会帮助处理这些基本细节。

显然任何研讨会的成功首先需要学习者注册、按时到达并乐于参与。是否参与教育活动的决定并不像想象得那么容易做出，它包括个人对以下情况的考虑：特殊提议、发展或提高特殊技能的动机、是否有时间去开会、克服承认不足的心理障碍等（49）。因为设计者必须对研讨会的成功负责，所以你必须努力让学习者克服不愿参与的想法，有效推销你的"产品"。继续教育学分，还有自由和灵活的项目安排，都有助于促进积极性和参与性。"积极投入"包括对重要性的认同、广泛的支持、个体和系统层面贡献时间和资源，这些都需要在计划教学活动时考虑到。

❖ 开展有效的研讨会的策略是什么？

尽管之前的章节强调的设计原则是研讨会成功的基本条件，框 5-4 总结的以下策略在开展研讨会时也应该考虑。

框图 5-4　开展有效的研讨会的策略

▶ 向你和每个人介绍小组成员。

▶ 列出教学环节的目标和目的。

▶ 创造合适的学习环境。

▶ 鼓励积极参与、解决问题和获得技能。

▶ 提供相关和实用的信息。

▶ 记住成人学习的原则。

▶ 改变你的行动和方式。

▶ 提倡反思。

▶ 总结会议和反馈要求。

▶ 享受自己，过得愉快！

经施泰纳特同意，改编自《开展有效的研讨会的 12 个技巧》（Twelve tips for conducting effective workshops.），Med Teach. 1992；14：127-31.

向你和每个人介绍小组成员

当研讨会开始时，首先要确定听众是谁。如果一起学习的是一小组人，主持人最好在屋内走动，要求参与者简短介绍自己并阐明他们对会议的期望（强调简短很重要，以免介绍花费过多时间）。自我介绍也可以帮助建立组员之间的融洽关系。在人数多一些的小组，可以要求参与者举手介绍自己。例如问："你们有谁以前参加过这个话题的研讨会？有谁以前治疗过类似患者？"尽管在研讨会开始前你可能已经进行了需求评估，重复这个步骤仍然很重要。了解参与者的知识水平会帮助你合适定位会议内容。很少有人喜欢别人做出屈尊俯就的样子，也很少有人愿意听过于复杂的内容。搞清楚你的听众是谁有助于根据小组的需求和期待调整演讲内容，减少对讨论内容的反感（1）。

列出教学环节的目标和目的

介绍完组员后，告诉参与者在有限的时间内你希望达到的目标，明确你想做的和不想做的。预览活动安排以便组员知道接下来会发生什么，并尽量将你的目的和他们的需求结合起来。如果研讨会开始前已经进行了需求评估，你可以选择和组员分享结果；如果没有进行评估，可以考虑在研讨会开始时非正式地评估他们的目标和喜好。对计划好的日程进行反馈是必要的，以确保在你建议的计划和参与者的需求之间达成一致。如前所述，随时准备放弃你安排好的日程也很重要（1）。

创造合适的学习环境

将小组成员介绍给你和大家有助于建立互相协作的学习气氛，列出研讨会目的和如何实现教学计划也有助于实现这个目标。会议开始时学习者积极有效的提问和参与、一起讨论隐私问题的处理等会进一步促进形成良好的教学氛围（1）。有时，参与者会被要求尝试一些他们从未做过的事情，重要的是创造尽可能安全的环境，并告知学习者可能会遇到的"危险"。

鼓励积极参与、解决问题和获得技能

如前所述，积极投入和参与是研讨会的关键因素。因此，在会议

的每个阶段尽力邀请参与者加入。如果进行的是一个相对正式的演讲，鼓励提问，进行小组讨论和辩论。随时鼓励参与者相互学习。如果将问题交给小组让小组共同解决，可以考虑应用之前提出的方法（例如 buzz 小组和小组练习）以确保积极参与。如果重点是技能获取，记住加入练习和反馈的环节。

尽量限制小组的人数以便积极参与成为可能。记住会场的布置也可以促进互动，例如，安排座位尽量使参加者都能相互看到；即使和一大组人一起工作，尽量让参与者坐在圆桌旁加强互动。在一个按照讲课形式布置的房间里开展研讨会，效果值得怀疑。

提供相关和实用的信息

尽管对于成功的研讨会来说积极地参与和互动是必要的，参与者也必须感到学有收获。因此你还是可以考虑用小型讲课的形式提供一些信息，实际上简短的互动式讲课可以帮助设定基调、覆盖基本内容、确保之后的讨论有共同的基础。当然两个小时的研讨会如果都被讲课占据，同样是不可取的。你所提供的信息应该给参与者回应的机会，永远鼓励小组参与者提问题和评论（1）。

记住成人学习的原则

成年人是带着很多动机和期望来学习的（1）。而且因为很多成年人的学习是"再学习"，而非全新的学习，成年人会反感"学生"的角色，他们学习的动机来自内心，反馈比考试和评价更重要（50）。因此，重要的是尊重小组成员以前的知识和经验、学习的动机、对改变的潜在抗拒和成为学习者的能力。

改变你的行动和方式

如前所述，要让研讨会进行的节奏持续吸引参与者的注意力。合适的节奏意味着在研讨会进行的同时给小组留有足够的讨论空间，讲课环节可以根据讨论的情况减速或加速。大多数医生习惯在短时间内聆听大量信息，然而在研讨会形式下这不是最好的教学方式（1）。研讨会的时间安排经常是一个挑战，因为不能预先计划某些类型的参与情况（如提问和评论），参与者适当离题的时候要保证你的脑海里记着时间。

提倡反思

反思将对新信息的表面学习转化成更深层次的学习和理解，是学习过程中的关键步骤（5）。在研讨会中鼓励反思，要求参与者像你一样进行自我评价。例如，在一个关于"领导力"的研讨会中，如果你主持的是关于成功领导者特征的小型全体会议，在讲课中可以请参与者找出自身的优点和缺点。如果进行关于领导力的角色扮演，扮演后要求小组成员指出他们觉得自己做得好的地方和需要改进的地方。同事的反馈也可以引发反思，例如进行回顾关于领导力的病例场景，可以要求小组提供自身的经验，强调从自己的经历中学到的教训。显然在研讨会中可以采取很多的方式来引发反思，关键是尽可能地创造合适的机会进行自我评价和自我反思。

总结会议和反馈要求

当研讨会快结束时，再次阐明你的目标，总结关键要点，如果合适的话讨论后续计划。有时请参与者总结他们在会议中的收获和说出他们下一步的打算（或行动计划）会很有帮助。这实际上是要求他们说出自己的"改变承诺"（5），包括打算如何应用会议中学到的知识和技能，哪些可以帮助整合会议学到的概念并强化学习。要求小组给你反馈，了解他们是否达到了既定的目标和对未来改进的建议，这些对设计者都很有价值（1）。尽管许多教学会议经常在匆忙中结束，记住留点时间强调关键点和进行适当的总结非常重要。

尽情享受，过得愉快！

享受自己正在做的事情。如果厌倦了正在准备的材料，你可能会考虑暂时（甚至永远）放弃你的题目。如果不喜欢小组互动，试试另一种非研讨会的方式。如果你自己享受你所做的事情并充满激情，你的参与者也会在此过程中学到东西并过得愉快。

❖ **小结**

研讨会的概念源自工匠的操作，研讨会最初的描述是"一个制造和加工手工艺品的小机构"（6）。如今的研讨会依然保留着原始概念的许多方面，比如在小场所进行实践活动，激发创造力，最终制造成品等。希望本章讲述的原则和策略会帮助大家提高教学的"技艺"。

（黄程锦译 黄晓明校）

参 考 文 献

1. **Steinert Y.** Twelve tips for conducting effective workshops. Med Teach. 1992;14:127-31.
2. **Steinert Y.** Faculty development in the new millennium: key challenges and future directions. Med Teach. 2000;22:44-50.
3. **Steinert Y, Mann K, Centeno A, Dolmans D, Spencer J, Gelula M, et al.** A systematic review of faculty development initiatives designed to improve teaching effectiveness in medical education: BEME Guide No. 8. Med Teach. 2006;28:497-526.
4. **Steinert Y, Boillat M, Meterissian S, Liben S, McLeod PJ.** Developing successful workshops: a workshop for educators. Med Teach. 2008;30:328-30.
5. **Lockyer J, Ward R, Toews J.** Twelve tips for effective short course design. Med Teach. 2005;27:392-5.
6. **Webster AM.** Webster's New Collegiate Dictionary. Toronto: Thomas Allen and Son; 1977.
7. **Tiberius R, Silver I.** Guidelines for conducting workshops and seminars that actively engage participants. University of Toronto, Department of Psychiatry, 2001. Accessed at www.hsc.wvu.edu/aap/Education/Faculty_Development/teaching-skills/guidelines_for_conducting_workshops_(2001).htm.
8. **Steinert Y, Snell LS.** Interactive lecturing: strategies for increasing participation in large group presentations. Med Teach. 1999;21:37-42.
9. **Feden PD.** About instruction: powerful new strategies worth knowing. Educational Horizons. 1994;73:18-24.
10. **Kraft RG.** Group-inquiry turns passive students active. College Teaching. 1985;33:149-154.
11. **Meyers C, Jones TB.** Promoting Active Learning: Strategies for the Classroom. San Francisco: Jossey-Bass; 1993
12. **Michaelsen LK, Watson W, Cragin JP, Fink LD.** Team learning: a potential solution to the problems of large classes. Exchange: The Organizational Behavior Teaching Journal. 1982;7:13-21.
13. **Lowman J.** Mastering the Techniques of Teaching. San Francisco, Jossey-Bass; 2000.
14. **Ramsden P.** Learning to Teach in Higher Education. London: Routledge; 2003.
15. **Steinert Y, Walsh A.** A Faculty Development Program for Teachers of International Medical Graduates. Ottawa, Ontario, Canada: Association of Faculties of Medicine of Canada; 2006.
16. **Davis DA, Thomson MA, Oxman AD, Haynes RB.** Changing physician performance. A systematic review of the effect of continuing medical education strategies. JAMA. 1995;274:700-5.
17. **Grant J.** Learning needs assessment: assessing the need. BMJ. 2002;324:156-9.
18. **Lockyer J.** Needs assessment: lessons learned. J Contin Educ Health Prof. 1998;18:190-2.

19. **Kelly PK.** Team Decision-Making Techniques. Irvine, CA: Richard Chang Associates; 1994.
20. **McLeod PJ, Steinert Y, Trudel J, Gottesman R.** Seven principles for teaching procedural and technical skills. Acad Med. 2001;76:1080.
21. **Douglas KC, Hosokawa MC, Lawler FH.** A Practical Guide to Clinical Teaching in Medicine. New York: Springer; 1988
22. **Mager RF.** Preparing Instructional Objectives. Belmont, CA; Fearon; 1997.
23. **Bloom BS.** Taxonomy of Educational Objectives, Handbook I: The Cognitive Domain. New York: David McKay; 1956.
24. **Novak JD.** Learning, Creating, and Using Knowledge: Concept Maps as Facilitative Tools in Schools and Corporations. Mahwah, NJ: Lawrence Erlbaum Associates; 1998.
25. **Handfield-Jones R, Nasmith L, Steinert Y, Lawn N.** Creativity in medical education: the use of innovative techniques in clinical teaching. Med Teach. 1993;15:3-10.
26. **Brahm C, Kleiner BH.** Advantages and disadvantages of group decision-making. Team Performance Management. 1996;2:30-6.
27. **Jackson MW, Prosser MT.** Less lecturing, more learning. Studies in Higher Education. 1989;14:55-68.
28. **Butler JA.** Use of teaching methods within the lecture format. Med Teach. 1992;14:11-25.
29. **McKeachie WJ.** Teaching Tips: A Guidebook for the Beginning College Teacher. Boston: Heath and Co.; 1986.
30. **Steinert Y.** Twelve tips for effective small-group teaching in the health professions. Med Teach. 1996;18:203-7.
31. **Christensen CR.** Premises and practices of discussion teaching. In: Christensen CR, et al. Education for Judgment: The Artistry of Discussion Leadership. Boston: Harvard Business School Publishing; 1992:15-34.
32. **Cruess R, Cruess S, Steinert Y.** Teaching Medical Professionalism. New York: Cambridge Univ Pr; 2009.
33. **Segall AJ, Vanderschmidt H, Burglass R, Frostman T.** Systematic Course Design for the Health Fields. New York: J Wiley; 1975.
34. **Wiseman J, Snell L.** The deteriorating patient: a realistic but "low-tech" simulation of emergency decision-making. Clinical Teacher. 2008;5:93-7.
35. **Ende J.** Feedback in clinical medical education. JAMA. 1983;250:777-81.
36. **Whitman N.** Creative Medical Teaching. Salt Lake City, UT: Univ of Utah School of Medicine; 1990.
37. **Steinert Y.** Twelve tips for using role-plays in clinical teaching. Med Teach. 1993;15: 283-91.
38. **Simpson MA.** How to use role-play in medical teaching. Med Teach. 1985;7:75-82.
39. **Cox KR, Ewan CE.** The Medical Teacher. New York: Churchill Livingstone; 1982.
40. **Stillman PL, Regan MB, Philbin M, Haley HL.** Results of a survey on the use of standardized patients to teach and evaluate clinical skills. Acad Med. 1990;65:288-92.
41. **Barrows HS.** An overview of the uses of standardized patients for teaching and evaluating clinical skills. AAMC. Acad Med. 1993;68:443-51; discussion 451-3.
42. **Steinert Y.** Twelve tips for using videotape reviews for feedback on clinical performance. Med Teach. 1993;15:131-9.
43. **Frederick P.** Student involvement: active learning in classes. In: Weimer MG, ed. New Directions for Teaching and Learning—Teaching Large Classes Well. San Francisco: Jossey-Bass; 1987:45-56.
44. **Herbert CP.** Teaching prevention by debate. Fam Med. 1990;22:151-3.
45. **Felder RM, Silverman LK.** Learning and teaching styles. Engineering Education. 1988;78:674–81.

46. **Brandt RC.** Flip Charts: How to Draw Them and How to Use Them. San Diego: University Associates; 1989.
47. **Kirkpatrick DL.** Evaluating Training Programs: The Four Levels. San Francisco: Berrett-Koehler; 2006.
48. **Morrison J.** ABC of learning and teaching in medicine: Evaluation. BMJ. 2003;326:385-7.
49. **Rubeck RF, Witzke DB.** Faculty development: a field of dreams. Acad Med. 1998; 73:S32-7.
50. **Knowles MS.** The Adult Learner: A Neglected Species. Houston: Gulf Publishing; 1990.

第 **6** 章

帮助医生学习和改变行为：医学继续教育的原则

David Davis，MD，CCFP，FCFP，RCPS（C）（Hon）

Robert D.Fox，EdD

要点：

- 医学继续教育（CME）的目的在于让临床医师实现最佳循证实践。

- 传统的 CME 并没有达到有助于提高专业能力及病患照护质量的预期目标。

- 为了使 CME 更好地服务临床，提出 CME 的新概念：持续性职业发展（CPD）。

- 新型 CME 将学习者的经验、社会预期、职业特点和学习环境结合起来，应用不同的教学方法促进行为改变。

- CME 教师不是简单被动地"教"，而是重在培养学生的学习能力，让学生更好地理解、思考和应用新知识和技能。

- CME 教师在深入理解持续性职业发展概念的基础上，需应用更多的方法和工具向学生传授知识。

- 新型 CME 并不全通过会议实现，它可以在实践环境和实践活动中开展。

- CME 教师通过向他的学生提供工具和资源使 CME 的学习效果更佳，比如检查清单、图标、患者教育资料等。

- 成功的 CME 教师认识到持续性职业发展的重要性，尊重和应用学生的经验，开发学生的实践能力，提高学生的学习和病患照护能力。

现代医学继续教育（CME，Continuing Medical Education）发生了哪些变化？传统的 CME，医生通过会议、课程或进修获得学分（1，2），虽然它在新知识的传播和规范医生医疗行为方面有一定作用，但这种形式已被发现在很多方面作用有限，比如它对于提高专业能力及病患照护质量并非有效。

这是为什么？因为传统的 CME 存在很多弊端，比如：它是被动的学习，是教师主导而非学生主导的学习，并不关注学习效果；它更符合教师或商业的兴趣，而非医生的需求；它不针对现实患者的问题，而只强调升级更新知识，往往偏于学术理论而非实际应用；它经常在远离实际临床环境的情况下提出知识的更新；它并不帮助医生正确地自我评价；它并不在临床实践应用中传授知识；它更注重学生的参加率而很少考虑实际教学效果；它并不和实际实践环境相结合，很少关注学生实际能力的提高和系统的改善。总之，正如前面所说的，临床实践的复杂性需要医生了解需要改变什么？什么时候改变？为什么要改变？如何改变？而传统 CME 最大的弊端在于和实践的脱节（3）。

在过去的 20 年间，很多关于 CME 有效性［多为定量研究（4）］、学习过程和方法改变［多为定性研究（5）］的研究已经证明，医生的学习同样需要良好教学方法的辅助，帮助他们提高学习和实践能力，这种能力的提高能使患者获得更好的医疗照护。简言之，CME 需要一个全新的理念，这一理念称为"持续性职业发展（continuous professional development，CPD）"，本章节要讨论的就是在新理念指导下的"新型 CME"。

❖ 持续性职业发展：CME 的新纪元

持续性职业发展（CPD），或新型 CME，是指以有计划有目的促进患者健康为目的，为帮助医生改善和转变临床行为而采取的推动力、活动和系统支持等。新模式下的 CME 将教育元素与医疗实践相结合，是教育、质量改进办法、教学理论、医疗体系和文化的无缝整合。总体目标是提高医生实践能力，进而改善患者的医疗照护，所以无论是从患者个体层面还是群体层面，都将从这种整合中获益。在新型 CME 或 CPD 中，教师的作用是至关重要的，这也是本章节的重点内容。教师的作用不仅仅是简单地"教"，他们需要将自己对新知识和技能的理解和思考有效地传递给受培训的医生，使医生能正确地在临床应用新知识和技能，改进医疗质量。换句话说，教师帮助受训医生以患者获益为目的而进行学习。

此外，由于 CPD 与质量改进、系统设置和文化转变等多种因素相互影响，所以 CME 教师需要对教学中的各种干预条件有所了解。就 CME 的整体概念来说，并不是仅参加正式计划内的活动称为"CME"，整个学习与改变实践活动的过程都包括在广义的 CME 概念之中。

传统的 CME 与新型 CME 有三点主要不同（6）。第一，CPD 比较少关注教师和教学内容的传授，而更关注参加学习的医生在临床活动中产生的需求和想法。第二，传统 CME 的教学场所主要在报告厅或会议室，而 CPD 的教学场所可以说是无所不在。这种转变说明真正的学习和行为转变可以发生在任何地方，从医生的书房等私人场所，到诊室等医疗场所，到教室等教学场所。第三，CPD 的内容并不只针对具体疾病知识，而是更广泛地涉及知识的整合和应用。这源于毕业后医学教育认证理事会（ACGME）所要求的医生的职业能力（7），其中更关注沟通技巧、职业素养、团队合作及医疗的其他方面问题。总之，新旧 CME 的转变，就内容上看是从抽象的理论变为实际应用，就教学方法上看是从传统的授课或课本阅读变为互动性、参与性和实用性更好的学习体验。表 6-1 列举了一个新旧 CME 各方面对比的实例。

学习临终关怀

传统上，如果临床医师想学习更多的临终关怀知识，他会参加几个相关的继续教育会议，学习形式包括讲座和阅读会议资料，学习内容重点在知识，如疼痛药物的剂量和症状处理等。

与此相比，新型 CME 或 CPD 会给参加者更广泛的学习经历，包括进行更客观的患者需求评估（比如终末期患者的病历资料复习）；既往临床病例的再思考（"我的患者的疼痛得到很好地控制了吗?"）；参加不同形式的学习（会议、小组讨论、咨询临终关怀专科医生、在线自学等形式）；超越"临床"或疾病范畴学习更广泛的知识（如何向家属传达坏消息，如何和团队成员合作，如何评价音乐治疗或艺术治疗等）；思考评价自己在提高改进终末期患者医疗质量方面取得的进步。

表 6-1 CME 和 CPD 对比

特征	传统 CME	CPD（新型 CME）
教学形式	正式授课	互动的，经常使用真实病例吸引学生参与
教学环境	课堂或会议中心	真实临床场所，网络或其他高科技手段，也包括传统教学场所
教学基础	通常是教师导向的	基于真实临床场景和学习者的需求，以及患者的需求及期望
教学内容	学科特征的知识	临床知识，包括职业精神、沟通技巧、知识管理、团队合作等方面
教学结果	考勤	能力的提高，工作中更好的表现，改善医疗结局

❖ CME 教学

理解学习

为了了解什么是在临床环境中的"学习"，福克斯和他的同事们通过研究，提出了一种理解学习的内外部因素、教学资源和教师重要性的方法（4）。作者向北美超过 300 名医生提出以下问题："你最近在临床做出什么改变？是什么促使你做出这种改变？在改变过程中你应用了哪些资源？"问题的结果能给 CME 教师或组织者一些启示。

第一，凡是在临床实践中做出任何改变的医生，之前都对改变涉及的新技术和知识有充分的了解，比如外科医师了解掌握腹腔镜技术所具备的能力。第二，要求变革的推动力已经十分普遍。这种推动力有的来源于教育和 CME 经验，而更多地来源于医生内部（比如最近的一次个人经历）或外部人群及管理层面要求变革的呼声（如人口老龄化及患者种族文化结构的改变）。这个首次深入分析医生学习和变革原因及方式的研究，以及后续很多关于从业者学习的调查，都发现医生主动要求学习的驱动力常常来源于他们的临床工作，比如他们想解决患者的问题或需要应对某项临床操作。

除了对医生的学习和变革问题提供了丰富的信息，这项研究还提出如何将医生的内部及外部因素吸收和考虑到 CME 中去。鉴于 CPD 最重要的特征是主动性，与医学生或住院医生相比，从业医生的内部因素显得尤为重要，比如个人经验、信念、学习方式、学习偏好等。外部因素也会或多或少地影响学习过程，比如医生的时间、获得教学资源的难易、管理或社会因素等。另外，福克斯的研究还描述了与传统形式的 CME 不同，新型 CME 采用了更为丰富的学习资源，包括同事经验、书面材料、患者体验、团队评论等。

理解学习者

与其他医学教育形式相比，CME 策划者可能更需要充分理解学习者的学习需求。对于成人学习项目来说，了解"谁是目标听众？"是准备阶段的重要步骤。回答可能并不简单，但可以为 CPD 的设计提供关键信息。这部分简要探讨阻碍或支持学习者学习的因素、如何将学习的理论与实际相结合，以及学习者的学习经验等。

除了成人学习的通常特征（8），如年龄、性别、培训、经验、学习方式等，医生这个群体还有些细微但重要的不同，比如全科医生和专科医生的区别。全科医生，受他们的工作经历和个性的影响，有一些共有的特点，比如知识面广、需要面对患者含糊的主诉和不明确的疾病、需要平衡和处理多种复杂的合并症。对于全科医生来说，处理一个合并存在肥胖、糖尿病、骨关节炎和抑郁症等多种疾病的患者是常事。而与此相比，专科医生更需要了解的是，随时跟进专科领域（范围较窄但更深入）的最新进展，能对解决具体临床问题有帮助（9，10）。

关于新进展的认识和应用方面，不同的医生也会有不同的表现。有的医生压根就没有意识到新进展的存在；有的虽然认识到新进展的存在，但由于心存怀疑或异议并不接受它；有的接受了它但很少应用；也有人已经将新进展完全整合入自己的临床工作中（11）。针对这些不同表现的医生需要采用不同的教学方法。

外部因素

社会、政府和管理因素

　　许多外部因素影响着 CME 学习者的学习需求，当然也一定程度上决定了 CME/CPD 的内容。可以说，在所有未来影响学习的外部因素中，没有什么比涉及医疗改革的因素更有影响力了，其中与 CME 关系密切的两条是在医疗支付系统中增加医疗质量评价的部分（12）和家庭医疗的概念（13）。医疗质量评价用统一的标准衡量医生的医疗行为，强调医疗实践源于证据。并且相关的质量评价逐渐和医生申请各种基金相关联［比如医保中心发起的医生医疗质量报告制度（14）］。随着这种质量评价在医院等医疗机构不断地使用，它也开始转化并使用到教学目标中。同样的，一些与医院医疗不同的"家庭医疗"（13）标准，比如与患者协同进行医疗活动、预防、疾病筛查、长期随诊、健康维持等，也都成为新型 CME 的重要话题。

直接因素

　　除了上面提到的涉及社会或政府医疗政策改变的众多宽泛的重要因素之外，一些更直接的管理因素也影响着执业医生和其他医疗从业人员以及他们的学习环境。对于医生来说，州医事委员会通常会要求一定的继续教育时间（学分）维持现有执业执照（15），有些州（如加州［16］）还会要求定期参加一些诸如文化能力等特殊项目的培训。一些专科委员会正在从只要求 CME 参加时间逐步过渡到除学分外还要求维护认证项目（17）、专业考试、实践为基础的技能提高项目等其他专业技术培训。美国内科医学委员会（The American Board of Internal Medicine）（18）正在为这种变革做大量工作。两个教学认证机构也为了适应变革强调增加更多的新型 CME 项目，比如 ACGME（7），希望 CME 强调实践为基础的学习和改进，利用教学方法的转变发现和改变理论与实践的差距。另一个教学认证机构，医学继续教育认证委员会（19），要求 CME 项目提供者更重视医生的能力和表现，关注医疗改革，将传统 CME 转变为新型 CME。

临床环境：职场学习

CME 教师需了解在工作场所或医疗环境中，学习已经转化为临床实践过程，要考虑到环境对学习的影响力。很多研究关注到职场学习的重要性。首先需要理解和应用建构主义理论，知识是通过建构获得的（20），这一建构的过程，可以用理论的以疾病为基础的方法，也可以用实际的以患者为中心的方法，而后者更适于在工作环境中应用。比如，学习他汀类药物代谢的 P450 代谢途径，可以结合临床实践学习，询问患者饮食情况，葡萄柚等食物会通过 P450 代谢而影响药物的吸收。

职场学习的另一个影响因素是临床团队的高度异质性（参见本书第四章及本系列丛书之《临床教学的理论与实践》[21] 一书），不同专业不同水平的学习者之间需要专业间的合作、相互教学及团队培训（22），这对于医生的学习同样非常重要，他们可以在团队学习中扮演促进者，也可能成为阻碍者（23）。与医生及 CME 教师相关的第三个因素就是学习资源。学习资源在工作场所是否随手可得被认为是影响学习过程的重要变量。最后，职场学习过程中如果没有把患者作为一个重要的中心驱动元素，这样的 CME 注定是失败的。

教学资源

除了团队成员、与患者的互动、查房和其他教学资源，现今的工作环境包含更丰富的资源，其中许多是以循证医学概念为基础的（24，25）。循证医学的概念已经给临床医学带来巨大的改变，也更加深了我们对"证据"这个词的理解。以循证医学为基础的教学资源包括临床指南、UptoDate（26）、MD Consult（27）、Clin-eguide（28）、WebMD（29）等（具体见《临床教学的理论与实践》[21] 一书第五章）。虽然循证医学广泛地用于教学、研究和临床实践，但在实际临床中证据的提出和获得还是会存在很多问题（见框图 6-1）。临床指南的"失败"往往和以下方面有关：①和医疗系统的整合程度；②提供费用或医疗质量评价信息的多少；③医疗实践与文化整合的程度。每一种"失败"都为 CME 教师提供了教学的机会。例如，将指南建议作为学习目标，教师可以进行病例讨论或给医生提供临床路径和操作流程等教学形式。

框图 6-1 临床指南的"失败"（从循证医学的角度）

➤ 斯特劳斯和海恩斯（33）① 提出为什么临床指南有时会在临床实践中缺乏魅力。医生在做临床决策时，信息来源主要为自身经验和原始研究，部分会参考系统回顾和指南本身，而大部分人都忽略了非常重要的部分：开发知识和实践结合的工具（如患者教育材料、友情提示信息和其他评估工具）。

➤ 虽然临床指南试图代表最佳的证据，但指南如果不关注费用、患者的选择、医疗质量评价等会带来很多问题。

➤ 循证医学并没有完美渗透进医生的文化，他们仍把循证医学看作是医学"菜谱"，从而限制了临床实践的灵活性。虽然目前在信息技术基础上强调实时学习，但循证医学的应用还与医生的个人因素有关（比如医生主动寻求和管理知识的能力以及文献评价技能）。

促进学习

医生的内部因素和外部条件共同影响着学习和改变的发生。CME 教师的作用和教学方法不同于医学本科教育和研究生教育，这些已经在本书前面的章节中有所涉及。CME 教师必须了解需要应用知识的场景，包括自然场景、需求、驱动力和学习环境等。以下部分简述了 CPD 的教学过程，如何确定学习者的需求，如何选择和应用教学工具或方法，成功 CME 教师所具备的特征是什么，每一部分都会借用一个教学场景具体描述。

CME 教师：第一部分

罗德里格斯医生是一个艾滋病中心的内科医师，这个中心是一个相当规模的集医、教、研于一体的医疗机构。她不仅从事医疗工作，还在学校举办的针对社区普通内科医师的每年在职培训项目中任教多年。她在这个继续教育项目中负责 90 分钟的讲座，她的课上得很不错，她对自己的课程反馈也相当满意。她授课的题目为"艾滋病治疗进展"，主要讲授抗病毒药物及其不良反应，以及这一领域研究新进展

---

① 斯特劳斯（Straus）和海恩斯（Haynes）被称为现代循证医学的创始人。

及与临床的关系。但是让她感到困惑的是，她仍然发现从社区医生转诊来的患者存在很多共同问题，如药物耐药问题、患者的依从性差、患者对不良药物反应的不满意、不遵循临床指南等。她打算在今年对所负责的课程做一些调整。

让医生主动参与学习：CPD 过程

成功的教学应该体现成人学习的基本原则。为了更好地促进教学，作为教师和项目策划者应该能解释执业医生学习与其他人有何不同。儿童学习与成人学习的不同可能只是一个程度上的问题，但对于担负很大医疗责任的执业医生来说，这种不同是很显著的，而且也是教学中需要重点考虑的。

首先也是最重要的一点，执业医生的学习往往与实际所负责的患者有关，需要解决患者即刻存在的临床问题。CPD 对医生来说是一种解决问题的策略，他们的学习目的往往是"帮我解决实际问题"。所以教学必须及时且有针对性，直指问题所在。教师如果想深入到学习者的实际临床实践中去，必须用实际临床问题作为课程的组织结构，否则就可能偏离学习者的学习目的。

确定学习需求

第二，由于学习来源于实践，教学必须感知作为学习者的医生的真实需要。在这里需求是指现实（实际临床实践）与理想（临床指南推荐）的差距。由于知识水平和技能并不总能达到理想状态，现实与理想的差距总是存在的，只要这种差距存在，我们就有学习的需求。帮助医生满足这种需求就是 CPD 的作用。在这种情况下，需求分析的准确性也可能成为教学决策的偏倚因素。

这里给大家提供一种新型 CME 教师经常采用的方法，这种方法其实也可以在传统的 CME 中看到，即教师会鼓励学习者讨论（两两互相讨论或分小组讨论），让他/她叙述感到困惑的患者问题，或者讨论医疗政策中的系统问题。在上述的例子中，也可以通过检查分析几个转诊的实例，发现重复存在的问题或患者的需求，这就是现实与理想的差距。

如果让医生自己分析学习需求怎么样？要想到，如果医生不能正确地认识到什么是他们所知道的和所能做的，该怎么办？在这种情况下，医生可能会不正确地自我评价自身的知识和技术水平，他们认为他们能做的事，实际上可能是不正确的。这种现象会影响到他们学习及改变的动机。当他们没有认识到这些需求时，他们对自己医疗活动或知识技能的差距也不会感到不自在，所以也不会对学习相关内容有积极性。如果CME 教师没有重视学生自己的感知和动力对于教学效果的重要作用，而只是自己试图满足真正的需求，那么他/她在教学中肯定不会取得成功。如果学生（医生）自我评价及随后产生的学习驱动力没有被激活，学习过程会变得很痛苦，因为学生会认为"这不是我关心的问题"。学习者意识不到自己的需求，往往等到这种需求变得显而易见，他们才会开始去学习和改变。CME 教师可以利用外部观察结果，如检查表格、数据、药物整合信息①等资料让医生明白他们自己没有发现的学习盲点。目前，临床越来越多地使用一些客观评价（如医疗系统和保险机构的医疗质量评价、专科认证机构采用的从医疗实践中产生的客观数据等）来帮助医生更清楚地认识自身的差距和学习需求。

适应学习者的学习

　　本书其他部分也介绍了很多教学方法和技巧，教师可以利用这些作为指导，随时根据学习者的需求调整教学。接下来的场景将从讨论如何从医疗机构的角度考虑问题。

CME 教师：第二部分

　　在负责CME 的院长和一个成人教育家的帮助下，罗德里格斯医生选择了多种方法来改进教学。首先，她让CME 管理办公室给报名参加即将开始的CME 课程的医生通过电子邮件发了一份调查问卷，在问卷中，她询问了最令社区医生和患者烦恼的关于艾滋病的临床问题。其次，她和一个住院医生一起开始一项教学质量研究项目，她们复习了自己的病历资料，并从中选出10 份最近的转诊病历进行分析。利用这些获得的主观和客观信息，罗德里格斯医生开始了全新的教学尝试。

　　罗德里格斯医生把以前讲课的内容更新后做成讲义发给听众，将课堂讲授部分尽量压缩。根据成人学习理论，要重视学习者的经验和知识，她根据问卷反映

———————————

　　①　药物整合信息是指将患者曾用过的所有药物与医嘱中的药物进行比较的过程。

的医生所关注的问题和转诊病历复习中所发现的问题设计了几个病例供小组讨论。她鼓励医生积极参与小组讨论，利用听众应答系统实时了解听众对问题的反馈。利用这种方法，罗德里格斯医生把理论知识平稳过渡到实践知识。最后，她还给医生们留了一些实用材料，比如患者教育资料、提高服药依从性的沟通技巧、对社区医生管理患者用药及实验室数据有帮助的一些流程图等。这些流程图是在临床指南的基础上制定的，能帮助医生规范有效地进行诊治活动。

授课后，罗德里格斯医生高兴地看到对她的课后评估有了很大提高，更重要的是，从课后转诊的病例上可以看到社区医生对于治疗指南的理解和应用都有了很大的提高。

教学无限制：将教学场所从课堂转移到临床环境中

如果医生不参加 CME 活动怎么办？绝大多数的传统 CME 教学活动都发生在教室中。但新型 CME 活动的许多教学方法，被称为"实施策略"（30），注重将研究发现和临床指南深入应用到临床实践中。回到刚才的教学场景，罗德里格斯医生可能希望帮助那些在临床一线工作无法参加 CME 活动的医生，甚至患者，帮助他们提高艾滋病的诊疗质量。有很多基金组织资助相关教学活动，如州政府基金、疾病专项基金等，越来越多的基金组织开始认识到这种活动的好处。

很多教育及医疗相关文献提出"知识转化"（31）的概念，主要是指一些教学推广方法、以实践为基础的教学措施及一些非传统的教学策略（见框图6-2）。

框图6-2　非传统的教学策略

➤ 学术小分队：由教授组成的学术小分队到基层访问医生、药师及护士，帮助他们提高治疗、疾病预防及筛查等水平（32）。

➤ "舆论领袖"和培训培训者方法："舆论领袖"是指在同行中有影响力的社区医生，培训培训者项目经常利用舆论领袖来传播知识及信息（30，32）。

➤ 在诊室的提示单：可以在社区医生的诊室利用电子或纸质的提示单进行教学（30）。

➤ 监察和反馈：利用检查表格、服务评估或其他数据说明医生的工作行为表现，为教学提供客观反馈（32）。

➤ 以问题为基础的小组讨论：8~10名医生及相关人员组成讨论小组，以解决问题为目的进行病例讨论（32）。

成功教师的特点

上面所举的教学场景给我们的教学启示是，什么是一个成功CME/CPD 教师的特点？一个成功的临床教师能很好地组织教学内容，选择正确的教学方法，帮助学习者真正实现他们的教学需求。成功的教师能鼓励学习者认真反思工作、临床活动、医疗体系以及他们的知识技术水平，让学习者自己意识到自身的不足和学习需求。这种针对临床问题的思考对于临床医师十分重要，只有这样他们后续的学习和改变才可能是自发主动的。克服惰性，比如放弃自己已经熟悉的常规工作流程，不是一件容易的事。必须让他们看到改变将会带来的好处，让他们对患者的需求有充分的了解，对自己的不足心服口服，这样他们才会轻松放弃或改变自己以前的错误做法。

❖ 信息汇总

这部分将分步总结如何进行一个成功的 CME/CPD 活动，如何评估 CME 教学，如何从 CPD 的角度认识教学的不足，以及给新教师的一些教学窍门。

项目计划指南

第一阶段：需求分析，教学前活动

着手设计一个 CME 活动之前，设计者/教师应该首先回答以下问题：这个项目针对的听众是什么样的医生或医疗工作者？他们的教育背景？以前参加过什么培训？他们的工作场所？有无管理经验？有无其他期望？他们自己认为的学习需求是什么？根据文献复习或其他数据推测他们还可能存在哪些需求？我如何能最大程度地满足他们的需求、期望和教学目标？

回答了以上问题后，设计者/教师再开始进行教学规划，设计如何满足这些特定需求，尤其注意教学内容、整体课程和教学方法及资源的使用。最重要的一点，成功的 CME 教师必须事先了解，参加完CME 活动后，学习者能达到什么效果。

第二阶段：教学活动

在教学活动中，比如讲座或小组讨论，成功的临床教师应该把重点放在对学生重要而不是对老师重要的事情上。以下三个"F"是需要重点关注的：

- 形式（format）：为了增强传统授课/讲座的教学效果，成功的CME教师要考虑综合使用其他教学方法，如利用临床病例、小组讨论、公布医疗质量审核发现、模拟训练、录音或录像等。本书的第五章介绍了如何在培训项目中应用不同的教学方法。

- 促进教学（Facilitation）：教师一般不会把重点放在沟通方法的创新或新的教学模式上，而是会把促进教学的重点放在鼓励学生进行互动讨论、练习解决问题、使用听众应答系统或其他技术上。这些方法让学生并不是简单了解新知识，而是更深入地理解并应用新知识。

- 继续学习（follow-up）：一次教学活动不足以改变医生的行为，成功的CME教师会在教学后发放讲义资料延续教学活动，如诊疗流程、患者教育资料、鼓励学生通过邮件或其他方式进行后续的病例讨论、针对学习重点的课后问卷等。最后，还有一些本章没有涉及其他的CPD活动，比如诊疗地点的提示资料、互联网学习等，这些也是"课堂"学习的延伸。

第三阶段：评估 CME 活动的效果

许多方法都可以评估 CME 活动的教学效果。迪克森将评估方法分为四个层次（32）：①参与者的课后评价，一般用问卷的方式获得，称为"幸福指数"；②能力评估，比如知识或技能考试（单选题和模拟临床操作考试）；③实际工作评估，如安排患者检查或开医嘱；④医疗结局评估，比如血压、疼痛等级、患者满意度等。关于项目及学生评估的具体内容，可以参见本系列丛书之《临床教学的领导之路》一书第七和第八章（34）。

现实：CME 形式改变面临的问题

在现实中，有效构建和实施 CME 活动会遇到很多困难。首先，对大多数医生来说，时间是参加 CME 活动最大的障碍。持续几天全脱产的 CME 项目对参加者来说是个问题。更深入临床的形式，比如团队查房、小组病例讨论、互动式的解决问题，让 CME 成为工作的一部分，而不是独立的教学项目，这是解决医生参加时间问题的好方法。

其次，医生的临床工作是与他们的收入直接挂钩的，他们会认为 CME 与他们的报酬无关而影响参与的积极性。将 CME 的教学目标评估重点逐渐从以参加时间为基础的参与性评估转移到与收入直接相关的医疗质量评价上，这种改变已经被一些专科协会、美国医学会和其他许多机构采用，此策略能一定程度上克服上述社会、政府和管理因素对 CME 活动的影响。

❖ 小结

本章节重点阐述了 CME 形式的转变，从以教师为中心的模式转变为更注重学生（临床医师）需求和患者需求的模式。这种转变吸引教师更深入地了解新型 CME，让 CME 项目更注重改进医疗质量与医疗结局，这种转变同时也吸引学生（临床医师）更积极地参与。实现这一转变过程，需要 CME 设计者（教师）了解学生的工作现状、专业需求、关心的临床问题；发展和实施综合的吸引人的教学互动以满足学生已知和未知的需求；通过连续性的结局评价来评估学习效果。

（黄晓明译）

参 考 文 献

1. **Davis DA, Thomson MA, Oxman AD, Haynes RB.** Changing physician performance. A systematic review of the effect of continuing medical education strategies. JAMA. 1995;274:700-5.
2. **Bloom BS.** Effects of continuing medical education on improving physician clinical care and patient health: A review of systematic reviews. Int J Technol Assess Health Care. 2005;21:3:380-5.
3. **Thomson O'Brien MA, Freemantle N, Oxman AD, Wolf F, Davis DA, Herrin J.** Continuing education meetings and workshops: effects on professional practice and health care outcomes. Cochrane Database Syst Rev. 2001:CD003030.

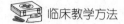

4. **Marinopolous SS, Dorman T, Ratanawongsa N, Wilson LM, Ashar BH, Magaziner JL, et al.** Effectiveness of Continuing Medical Education. Bethesda, MD: Agency for Healthcare Research and Quality; 2007.
5. **Fox RD, Mazmanian PE, Putnam RW.** Changing and Learning in the Lives of Physicians. New York: Praeger; 1989.
6. **Davis DA, Barnes BE, Fox R.** The Continuing Professional Development of Physicians, From Research to Practice. Chicago: American Medical Assoc; 2003.
7. **Accreditation Council for Graduate Medical Education.** ACGME competencies: suggested best methods for evaluation. Accessed at www.acgme.org/Outcome/assess/tooltable.pdf.
8. **Knowles MS.** The Modern Practice of Adult Education: Andragogy Versus Pedagogy. New York: New York Assoc Pr; 1970.
9. **Sidorov J.** Retraining specialist physicians for primary care practice. Acad Med. 1997; 72:248-9.
10. **Brookfield SD.** Understanding and Facilitating Adult Learning: A Comprehensive Analysis of Principles and Effective Practices. San Francisco: Josey-Bass; 1986.
11. **Pathman DE, Konrad TR, Freed GL, Freeman VA, Koch GG.** The awareness-to-adherence model of the steps to clinical guideline compliance. The case of pediatric vaccine recommendations. Med Care. 1996;34:873-89.
12. **Ballard DJ.** Indicators to improve clinical quality across an integrated health care system. Int J Qual Health Care. 2003;15 Suppl 1:i13-23.
13. **Centers for Medicare & Medicaid Services.** Physician Quality Reporting Initiative (PQRI). Accessed at www.cms.hhs.gov/pqri.
14. **American Association of Medical Colleges.** New models for care delivery. Accessed at www.aamc.org/patientcare/newmodels.
15. **Federation of State Medical Boards.** Accessed at www.fsmb.org.
16. **Medical Board of California.** Accessed at www.medbd.ca.gov.
17. **Wasserman SI, Kimball HR, Duffy FD.** Recertification in internal medicine: a program of continuous professional development. Task Force on Recertification. Ann Intern Med. 2000;133:202-8.
18. **Duffy FD, Lynn LA, Didura H, Hess B, Caverzagie K, Grosso L, et al.** Self-assessment of practice performance: development of the ABIM Practice Improvement Module (PIM). J Contin Educ Health Prof. 2008;28:38-46.
19. **Accrediation Council for Continuing Medical Education.** Accessed at www.accme.org.
20. **Colliver JA.** Constructivism: the view of knowledge that ended philosophy or a theory of learning and instruction? Teach Learn Med. 2002;14:49-51.
21. **Ende J, ed.** Theory and Practice of Teaching Medicine. Philadelphia: ACP Pr; 2010.
22. **Wenger E.** Communities of practice and social learning systems. Organization. 2000;7: 225-246.
23. **Zwarenstein M, Reeves S, Barr H, Hammick M, Koppel I, Atkins J.** Interprofessional education: effects on professional practice and health care outcomes. Cochrane Database Syst Rev. 2001:CD002213.
24. **Guyatt GH, Sackett DL, Cook DJ.** Users' guides to the medical literature. II. How to use an article about therapy or prevention. B. What were the results and will they help me in caring for my patients? Evidence-Based Medicine Working Group. JAMA. 1994; 271:59-63.
25. **Straus S, Richardson S, Glasziou P.** Evidence Based Medicine. 3rd ed. London: Churchill Livingstone; 2005.
26. UptoDate. Accessed at www.utdol.com/online/login.do.

27. MDConsult. Acccessed at www.mdconsult.com.
28. Clin-eguide. Accessed at www.clineguide.com.
29. WebMD. Accessed at www.webmd.com.
30. **Dowie R.** A review of research in the United Kingdom to evaluate the implementation of clinical guidelines in general practice. Fam Pract. 1998;15:462-70.
31. **Davis D, Evans M, Jadad A, Perrier L, Rath D, Ryan D, et al.** The case for knowledge translation: shortening the journey from evidence to effect. BMJ. 2003;327:33-5.
32. **Dixon J.** Evaluation criteria in studies of continuing education in the health professions: a critical review and a suggested strategy. Eval Health Prof. 1978;1:47-65.
33. **Straus S, Haynes RB.** Managing evidence-based knowledge: the need for reliable, relevant and readable resources. CMAJ. 2009;180:942-945.
34. **Pangaro L, ed.** Leadership Careers in Medical Education. Philadelphia: ACP Pr; 2010.